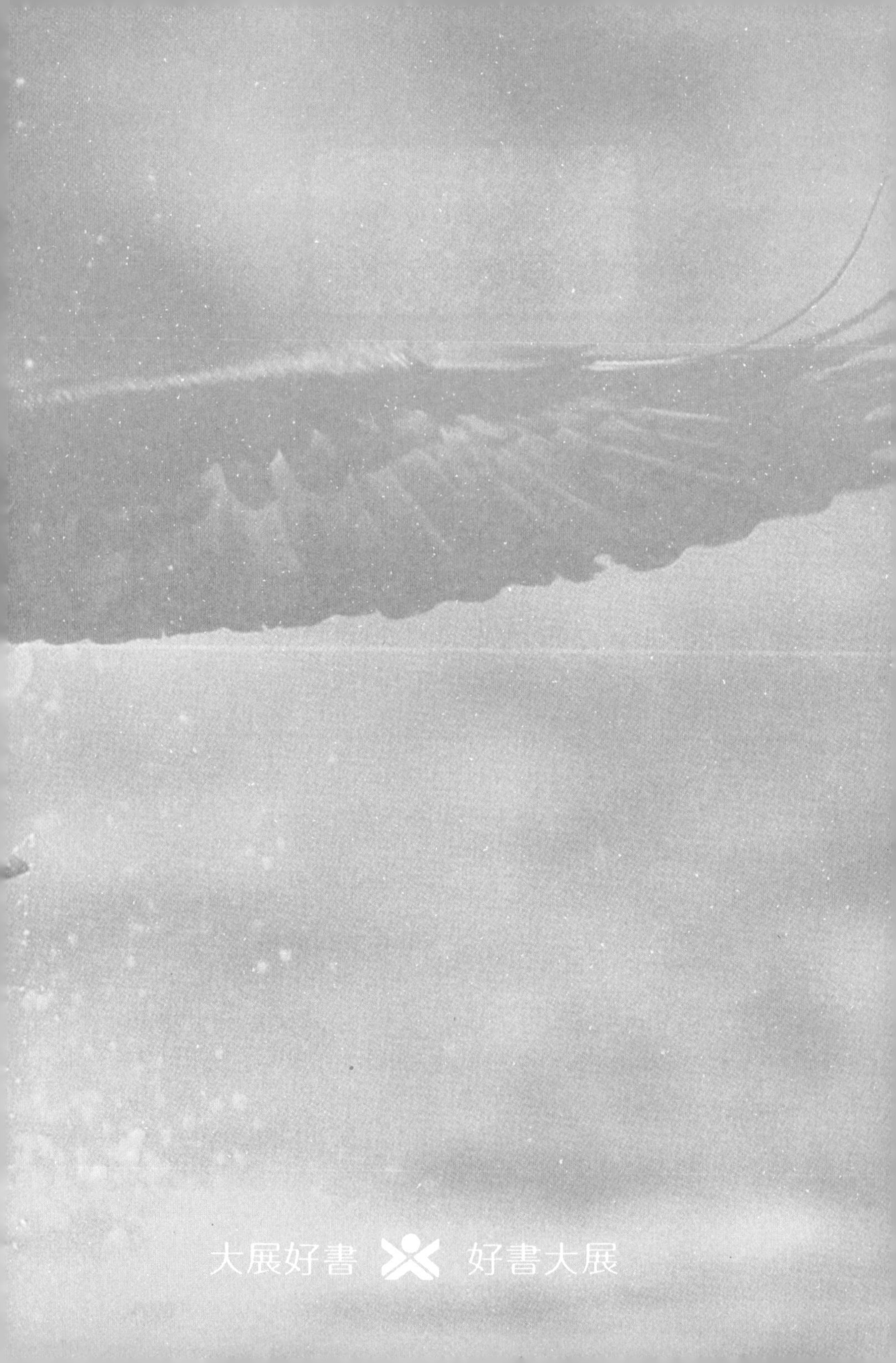
大展好書 好書大展

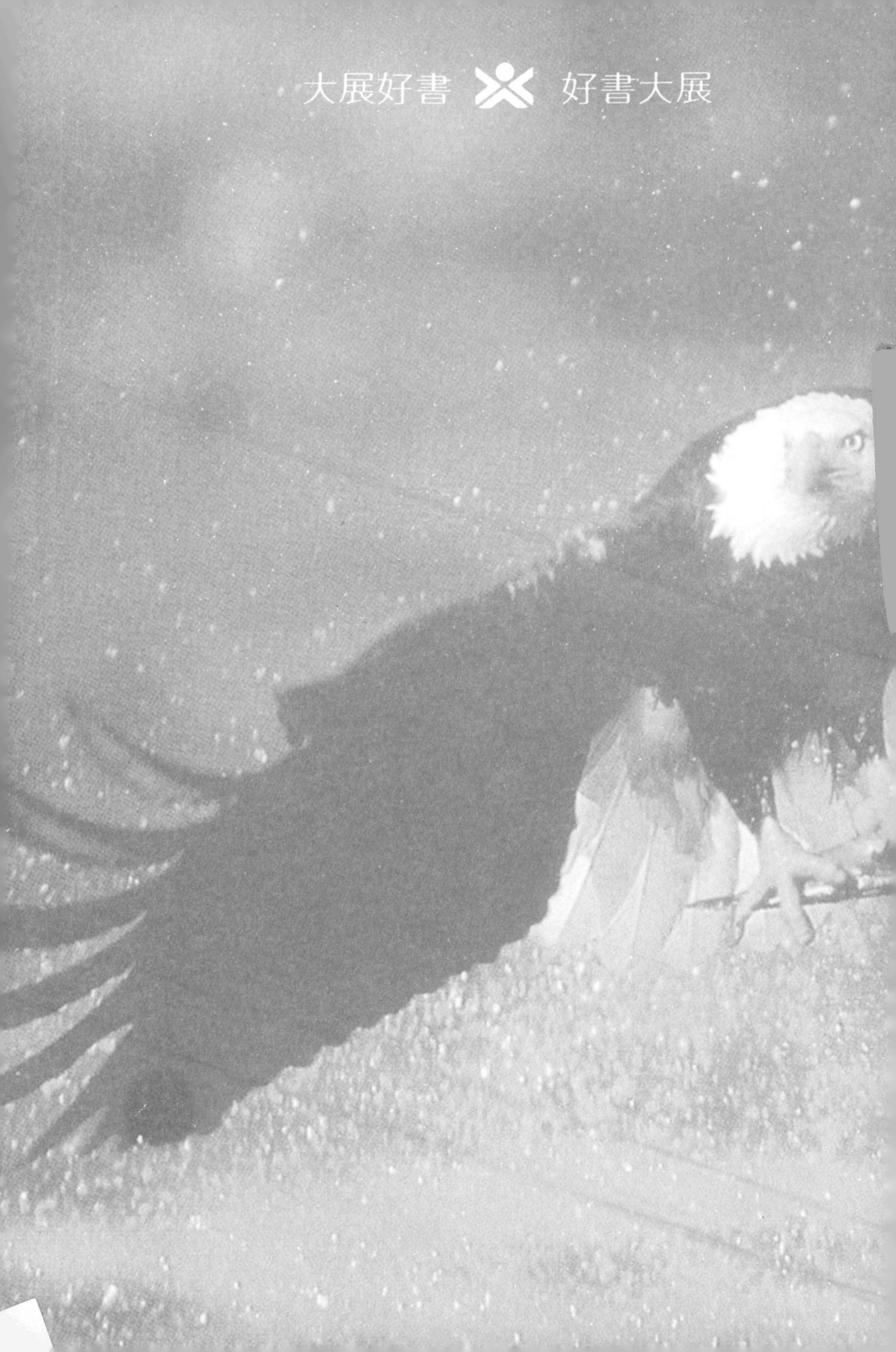
大展好書 好書大展

養生保健 8

仙家秘傳袪病功

李遠國／編著
吳伯均／繪圖

大展出版社有限公司

前　言

仙家，亦稱神仙家。這是我國歷史上最早的一大氣功流派。它始自殷周，盛于秦漢。早在戰國時期，已經形成了以彭祖、王喬、容成公、安期生為代表的三派神仙。他們或以導引、吐納為重，或以房中補導、服食藥餌為重，活躍在不同的地區。其煉養修持的手段雖然有所不同，但都以延年益壽、長生久視為其追求的理想，希望得道成仙。

≪漢書・藝文志≫評介說，「神仙者，所以保性命之真，而遊求於外者也。聊以蕩意平心，同死生之域，而無怵惕於胸中。」

至後漢時，隨著我國土生土長的道教的興起，仙家遂融入道教之中，其後綿延發展近二千年。倡性命雙修、重人貴生的仙家養生學，成為道教氣功養生學乃至中國傳統養生學的主流。

關於仙家的理論與方法，首見於先秦著作。

≪老子≫闡揚「至虛極，守靜篤」的歸根復命之道，以達「

深根固蒂，長生久視」的目的。《莊子》有「守一」、「守舍」、「坐忘」、「心齋」諸法訣，希望通過「虛靜純粹」的長廊，跨進形神合一、天人一體的境界。

自東漢《周易參同契》及魏晉《黃庭經》問世，仙道的煉養與方法更有了專著。所謂「抽坎填離」《參同》隱藏口訣；積精累氣，《黃庭》顯示真修」。

至唐宋又有鍾、呂八仙，宏揚丹道。其後南宗五祖，北宗七真，雙延緒脈，或主雙修，或重清修，留下了極其豐富的煉養方法與理論成果。

仙家煉養的方術，主要是指內丹、外丹而言。因自古以來學仙之人無不煉丹，故仙學主要是研究、修持丹道。除此以外，還包括按摩導引、吐納氣法、服藥辟谷、精思存想、胎息睡功、守一坐忘等。這些方法與煉丹相比，層次雖然較低，但由於比較易學易成，亦可健身延壽、祛病衛生，故頗受世人歡迎，流傳千古而不衰。

這裡，我們介紹一批仙家秘傳的煉功圖法。這些功法簡明易學，針對性較強，可治療不同的疾病，有的還配有服食藥食。讀者可根據自己的身體狀況，選擇功法，辯證煉功施治，有的再配以服藥，可望獲得較佳的療效。

編著者簡介

本書編著者李遠國，為四川省氣功科學研究會理事、中國氣功科學研究會學術委員、文獻委員、中國氣功科學研究中心道教氣功養生研究部主任、中國氣功科學學報編委、中華氣功雜誌社特約編審、國際中國宗教研究會名譽會員。現在四川社會科學院哲學與文化研究所從事中國道教、中國哲學、中國氣功養生學的研究。

著有《四川道教史話》、《道教研究文集》（在法國巴黎國際性道教研討會上交流）、《氣功精華集》（日本大阪大學列為道教學博士生必讀書）、《道教氣功養生學》，《中國道教氣功養生大辭典》。

目錄

第二章 陳希夷二十四節氣坐功

第一章

諸仙祛病功

籛鏗觀井法

籛鏗，即古代傳說中壽高八百的彭祖。

《歷世真仙體道通鑒》說：「鏗隱山中，編竹為戶，餐松為糧，能乘風御氣，騰身踊空。」此為後人托名之作。載《赤鳳髓》卷二。

主治：腰部、腿部疼痛，行動不便。不擇時間、地點，有空閑便可練習。

具體操作法：正身立定，伸腰挺胸，平視前方，調息定氣，兩手握固為拳，手臂平端，彎腰到地，如鞠躬一樣，然後緩緩起身，兩臂高舉，伸展腰身，閉口，用鼻微微緩緩放氣。如此鍛鍊，可連續練三、五次。

籛鏗觀井法

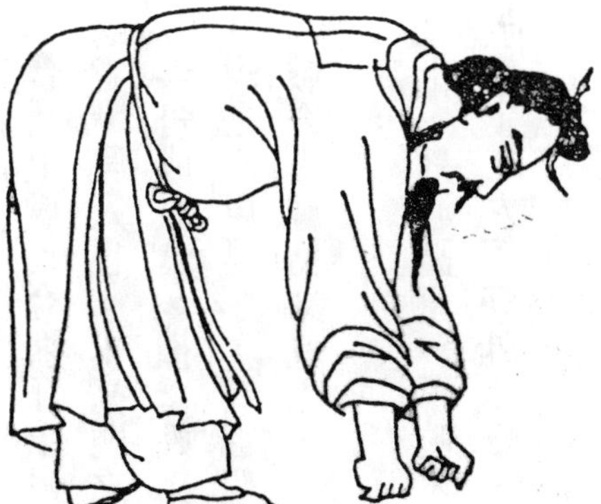

魏伯陽談道法

魏伯陽，東漢時著名煉丹家。會稽上虞（今浙江上虞）人。葛洪《神仙傳》曰：「魏伯陽者，吳人也。本高門之子，而性好道術。後與弟子三人，入山作神丹。」丹成服食，攜虞姓弟子仙去。「作《參同契五行相類》，凡三卷。其說是《周易》，其實假借爻象，以論作丹之意。」此為後人托名之作。載《赤鳳髓》卷二。

主治：背部、肩部疼痛。

具體操作法：以身坐定平凳之上，靜心調息，不喘不急，右腿放鬆，舒展置地，左腿彎曲懸空，搭於凳上，左手朝外平舉，五指朝天，右手按摩腹部，凝神運氣十二口。

魏伯陽談道法

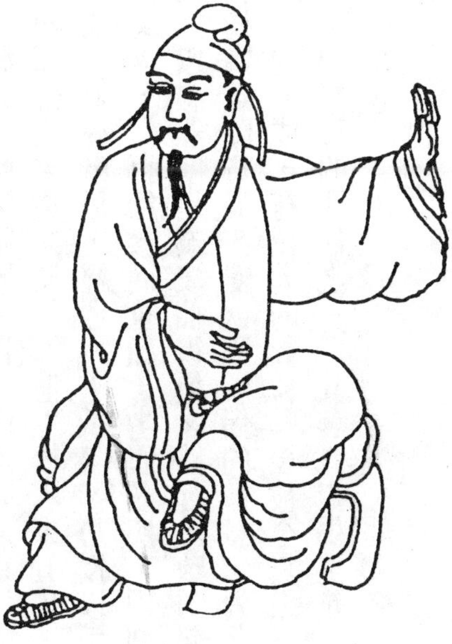

呂純陽行氣法

呂純陽，名岩，字洞賓，號純陽子，自稱回道人。京川人（一說河中府永樂縣人）。唐禮部侍郎呂謂的後代。他生於唐末五代，歷經戰亂，歸隱山林，潛心修道。遇鍾離權，經過「十試」，乃授以「大道、天遁劍法，龍虎金丹秘文」，「百餘歲而童顏，步履輕疾，頃刻數百里，世以為神仙」。其理論以慈悲度世為成仙得道之路徑，改丹鉛與黃白之術為內丹道功。改劍術為斷除貪嗔、愛欲和煩惱的智慧，對北宋道教教理的發展與宋元內丹派的形成，有較大的影響。後被全真道奉為北五祖之一，成為中國民間最受崇拜的八仙之一。其著作真偽混雜，多為後人依托。此法載《赤鳳髓》卷二。

主治：肩膀疼痛。

具體操作法：自然站立，平心定氣，左手平舒前伸，以右手自左手腕以上捏至左肩膀下，同時運氣二十二口。依上所行，交換，以左手捏右手，亦運氣二十二口。

呂純陽行氣法

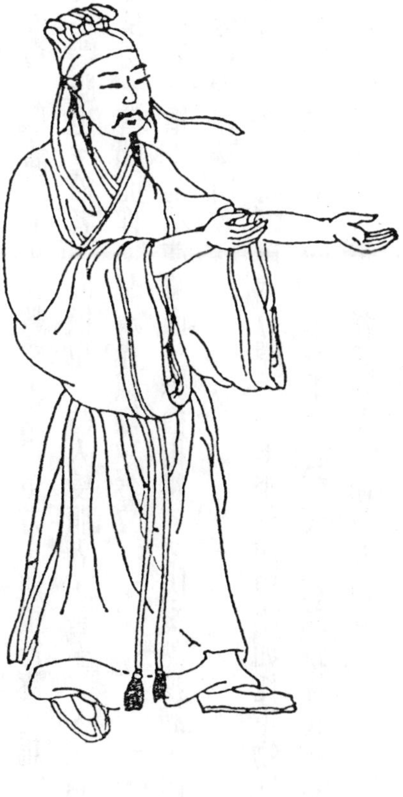

偓佺飛行逐走馬法

偓佺，傳說中古代的仙人。《列仙傳》卷上曰：「偓佺者，槐山採藥父也。好食松實。形體生毛，長數寸，兩目更方，能飛行逐走馬。以松子遺堯，堯不暇服也。松者，簡松也，時人受服者，皆至二、三百歲焉。」此法即依這一傳聞而作。載《赤鳳髓》卷二。

主治：赤白痢。指下痢粘凍膿血，赤白相雜。多因濕熱挾滯，阻於腸胃，氣分血分均受侵襲所致。

具體操作法：正立，兩腳自然分開，兩手平舉與肩平如托重物狀。頭向左，眼看左手，左手掌心向地，右手掌心朝天，右腳跟提起，右足尖著地，運氣九口。轉身向右側，姿勢同左，運氣九口。

偓佺飛行逐走馬法

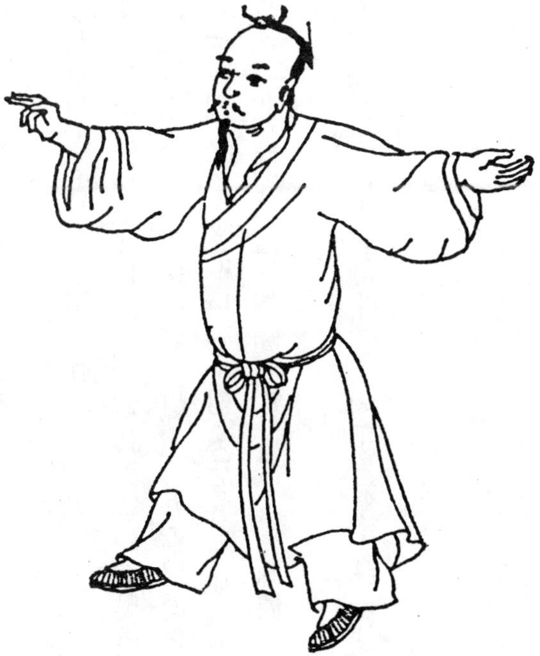

負局先生磨鏡法

負局先生，秦漢時煉丹家。姓名生平不詳。

《列仙傳》卷下載：「語似燕、代間人。常負磨鏡局徇吳市中，衒磨鏡一錢。因磨之，輒問主人得無有疾苦者，輒出紫丸藥以與之，得者莫不瘉。如此數十年後，大疫病，家至戶到，與藥活著萬計，不取一錢，吳人乃知其真人也。」此法即依這一傳聞而作。載《赤鳳髓》卷二。

主治：遍身疼痛。

具體操作法：身體端坐，兩腿直舒平放，兩手握拳，身手連同向前，如磨鏡狀，調息運氣十二口。

負局先生磨鏡法

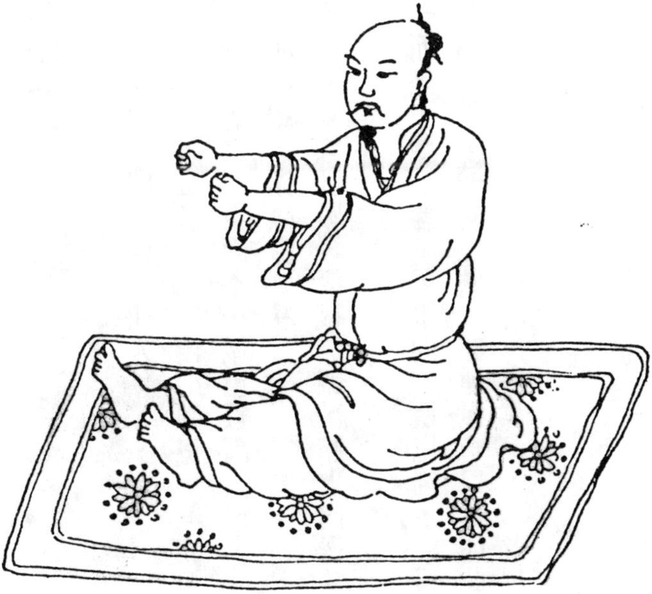

陶成公騎龍法

陶成公，一稱陶安公。傳說中古代的仙人。《列仙傳》卷下曰：「陶安公者，六安鑄冶師也。」能與天通，一日「赤龍到，大雨，而安公騎之。東南上一城邑數萬人衆，共送視之」。後人依此傳聞而創此法。載《赤鳳髓》卷二。

主治：胸脅滿悶不舒。多因肝膽經氣機失調，膽火內鬱於胸膈所致。

具體操作法：盤膝而坐，雙手握拳，手向左邊甩揚，頭扭向右側，調息運氣一口。復以手向右甩，頭向左側，亦運氣一口。如此而行。左右各九次。

陶成公騎龍法

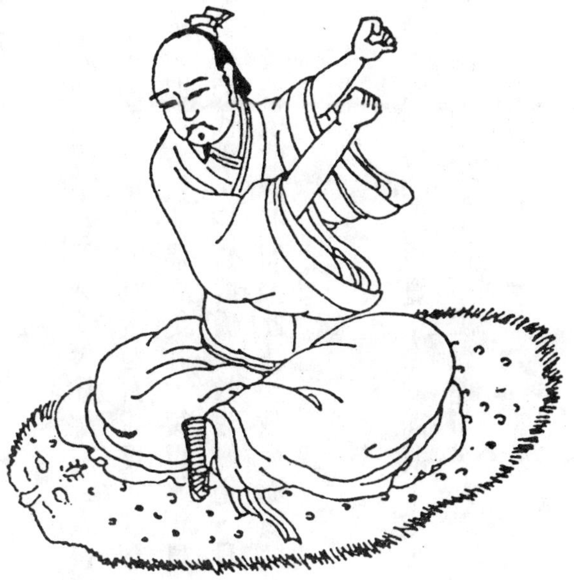

故嫗泣拜文賓法

文賓，秦漢時養生家。《列仙傳》卷下載：太丘鄉人。以賣草履為業。後棄妻潛隱，修煉多年，而返老更壯。其妻泣拜求度，「教令服菊花、地膚、桑上寄生、松子，取以益氣。嫗亦更壯，復百餘年見。」所謂「文賓養生，納氣玄虛。松菊代御，煉質鮮膚。故妻好道，拜泣踟蹰。引過告術，延齡百餘。」後人依此傳聞而創此法。載《赤鳳髓》卷二，又名「烏龍擺尾法」。

主治：腰部疼痛。

具體操作法：自然站立，兩腳分開同肩寬。左腳向前半步，右腳跟提起，彎腰低頭如鞠躬狀，兩手與左腳尖齊，調息運氣，共二十四次。左右交替，動作相同，亦二十四次。

故嫗泣拜文賓法

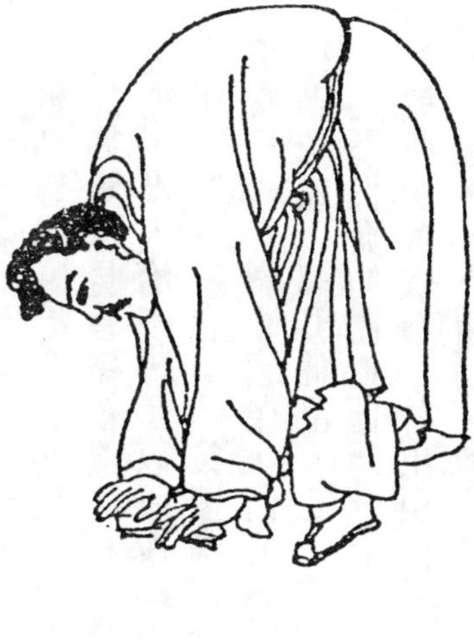

許旌陽飛劍斬妖法

許旌陽（二三九？～三七四），名遜，字敬之。汝南（治所在今河南汝南）人，家南昌（今江西南昌）。東晉著名道士，養生家。年二十學道於吳猛，盡傳其秘。後舉孝廉。曾為旌陽縣（今湖北枝江縣北）令。據說政績卓著，吏民悅服，故世稱許旌陽。見晉室紛亂，棄官東歸，周遊江湖，日以修煉為事。精符咒之術，為人治疫，「以所授神方拯治之符咒所及，登時而癒。至於沈痾之疾，無不痊者」。又擅神劍妙法，飛劍斬妖除蛟，布氣驅蛇蕩魔。史稱譽曰：「辭棄官榮，潛心道法，活民則行符咒水，除害則誅蛟斬蛇，行滿功成，高升仙品。……內則修丹，外則混俗，真神仙之雄傑者也」（《歷世真仙體道通鑒》卷二十六）。至宋代封為「神功妙濟真君」為道教淨明派敬奉。幷出現托名著作多種，如《靈劍子》、《靈劍子導引子午記》、《淨明宗教錄》等。此法亦為托名之作。載《赤鳳髓》卷二。

主治：各種心痛。具體操作法：正立，足成丁字步，右手揚起，扭身左視，左手置於後，調息運氣一口。左右交替，動作相同，亦運氣一口。如此動作，左右各九次。

許旌陽飛劍斬妖法

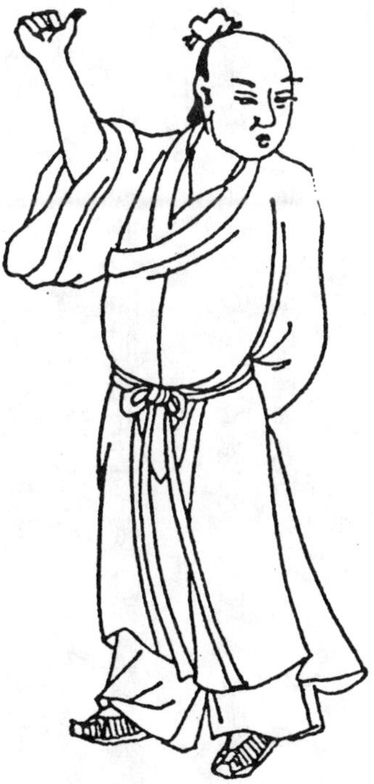

王子晉吹笙法

王子晉，亦名王子喬。古代傳說中的仙人。《續仙傳》卷上曰：「王子喬者，周靈王太子晉也。好吹笙，作鳳凰鳴。遊伊、洛之間，道士浮丘公接以上嵩高山。」又謂三十餘年後之七月七日，家人見於緱氏山顛，乘白鶴升天而去。後人據此傳聞而創此法。載《赤鳳髓》卷二。

主治：通任脈，除百病。

具體操作法：以身端坐，兩手捏拿、按摩胸部的鳩尾穴及胸部的周榮、胸鄉、天溪、食竇、大包諸穴，調息運氣九口。

王子晉吹笙法

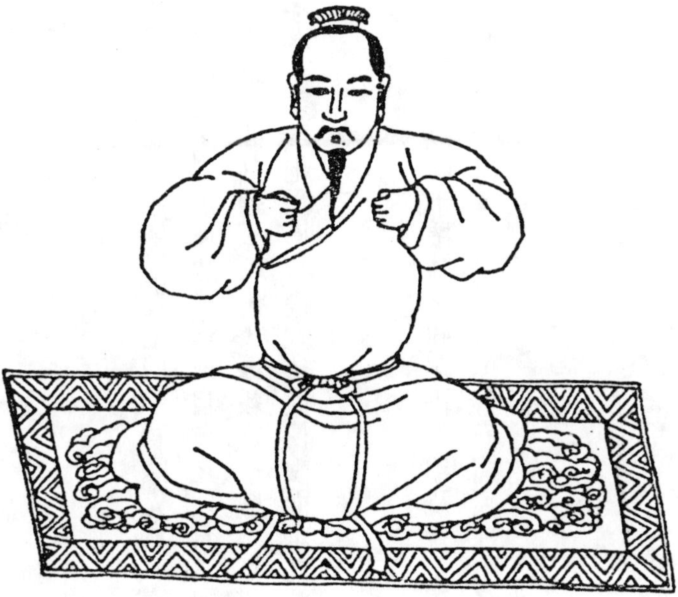

寇先鼓琴法

寇先，戰國著名養生家。《列仙傳》卷上曰：「寇先者，宋人也。以釣魚為業，居睢水旁百餘年，得魚或放或賣或自食之。常著冠帶，好種茘枝，食其葩實焉。宋景公問其道，不告，即殺之。數十年，踞宋城門鼓琴數十日乃去。宋人家家奉祀焉。」後人依此傳說而創此法。載《赤鳳髓》卷二。

主治：頭疼、諸風與血脈不通。

具體操作法：盤膝端坐，以兩手按膝，向左扭頭項及背，運氣一口；復向右轉頭項及背，亦運氣一口。一左一右，各曰搖天柱，各十二次。

寇先鼓琴法

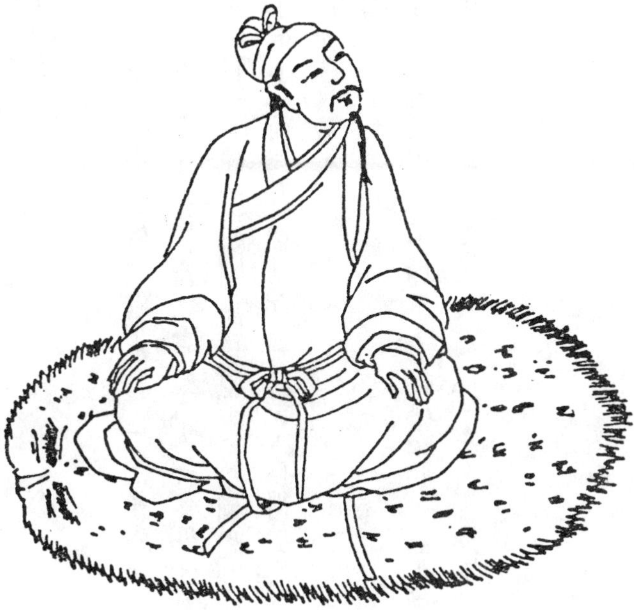

涓子垂釣荷澤法

涓子，戰國著名養生家。《列仙傳》卷上曰：「涓子者，齊人也。好餌術。接食其精。至三百年，乃見於齊。著《天人經》四十八篇。後釣於荷澤，得鯉魚，腹中有符。隱於宕山，能致風雨。受伯陽九仙法。」《道樞》亦曰：「涓子得道，以授蘇林。存三守一，自得於心。」後人依古聞而創此法。載《赤鳳髓》卷二。

主治：陳年性熱癥。

具體操作法：以身盤膝而坐，左手握拳，按摩左肋，右手做掌，按摩右膝，同時專心存想，運氣攻擊患處，共六次。左右互換，按摩運氣，動作相同，亦六次。

涓子垂釣荷澤法

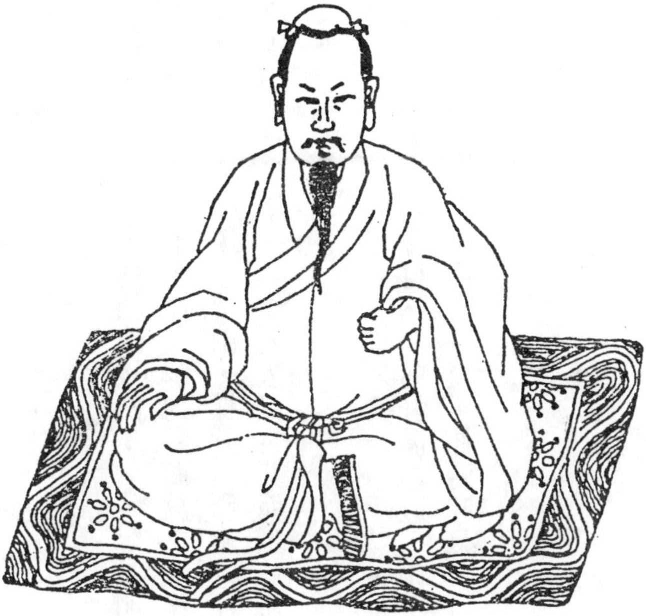

陵陽子明垂釣法

陵陽子明，傳說中古代的仙人。《列仙傳》曰：「陵陽子明者，銍鄉人也。好釣魚於旋溪。釣得白龍，子明懼，解鉤拜而放之。後得白魚，腹中有書，教子明服食之法。子明遂上黃山，採五石脂沸水而服之。三年，龍來迎去，止陵陽山上百餘年。」後人依此古聞而創此法。載《赤鳳髓》卷二。

主治：腰腿疼痛。

具體操作法：身體坐於席上，兩腳自然向前舒展伸直，兩手向前，彎腰與足相齊，一彎一伸，徐緩往來，彎時吸氣，伸時吐氣，行功運氣，共十九次。

陵陽子明垂釣法

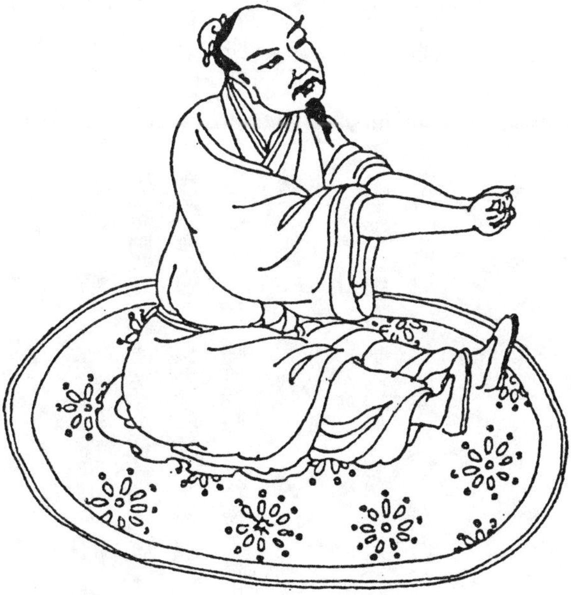

接輿狂歌法

接輿，戰國著名養生家。姓陸名通。楚人。性好養生，服食藥餌，遊諸名山，隱修四川峨眉山。時孔子遊歷楚國，陸通佯狂而歌，勸孔子自重自好。《列仙傳》卷上曰：「接輿樂道，養性潛輝。見諷尼父，諭以鳳衰。納氣以和，存心以微。高步靈岳，長嘯峨眉。」後人依此傳聞而創此法。載《赤鳳髓》卷二。

主治：腰部疼痛。

具體操作法：自然站立，面對牆壁。用右手扶牆，左手自然下垂，右腳踏牆，力量適中而舒緩，同時調息運氣十八口。然後左右互換，動作相同，亦運氣十八口。

接輿狂歌法

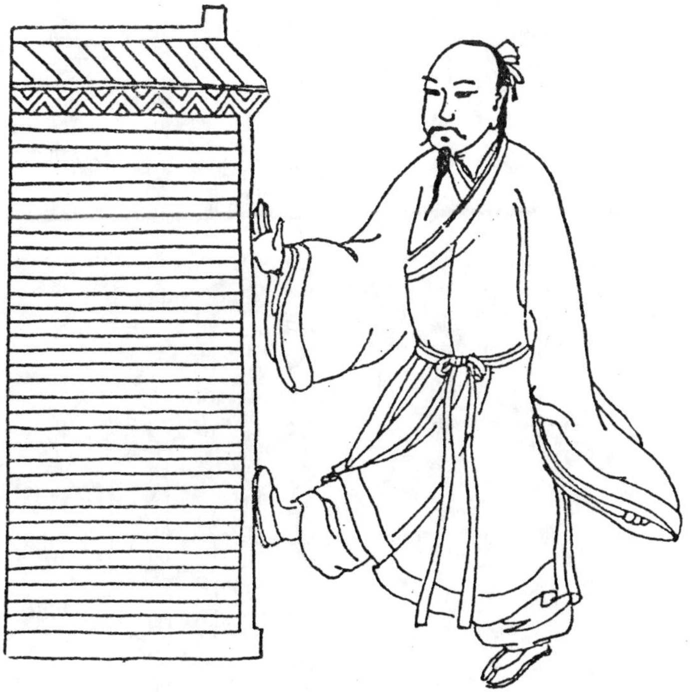

容成公靜守谷神法

容成公，亦名鬼容區。先秦著名養生家。為古代仙道房中派代表人物。《列仙傳》卷上曰：「容成公者，自稱黃帝師。見於周穆王。能善補導之事，取精於玄我。其要谷神不死，守生養氣者也。髮白更黑，齒落更生。事與老子同。亦云老子師也。」後人依此傳聞而創該法。載《赤鳳髓》卷二。

主治：頭暈眼花。

具體操作法：盤膝端坐咬牙合口，調息閉氣，兩手掌心緊按耳門，以第二指壓第三指，然後用第二指彈擊頭枕部，三十六次，謂之「揮天鼓」；復叩齒三十六次，名曰「鳴天鼓」。

容成公靜守谷神法

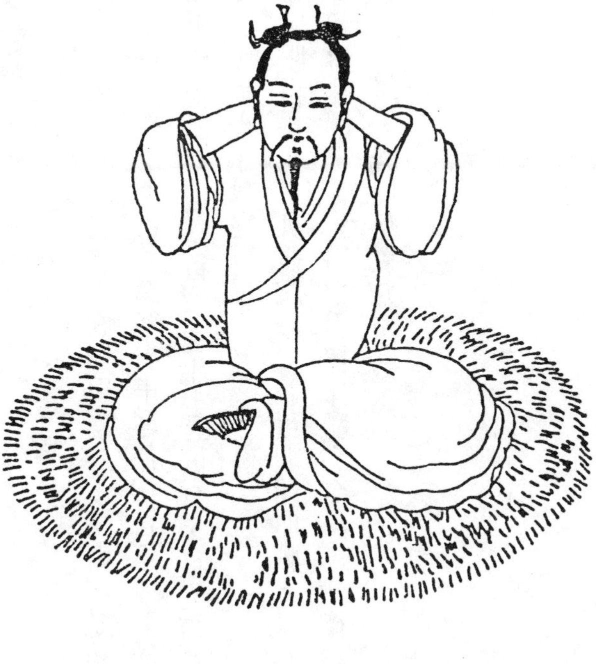

子主披髮鼓琴法

子主，秦漢著名養生家。《列仙傳》卷下曰：「子主者，楚語而細音，不知何所人也。」詣江都王，自言為寧封子客仆三百年，並云先生在龍眉山上。「王遣吏將上龍眉山巔，見寧先生毛身廣耳，被髮鼓琴。」後人據此傳聞而創該法。載《赤鳳髓》卷二。

主治：三焦不和，眼目昏花，身體虛弱，並可調理血脈。

具體操作法：身體盤膝端坐，先用兩手擦抹腳心令熱，然後趁熱，兩手按於兩膝上，調息內運，開口呵氣九口。

子主披髮鼓琴法

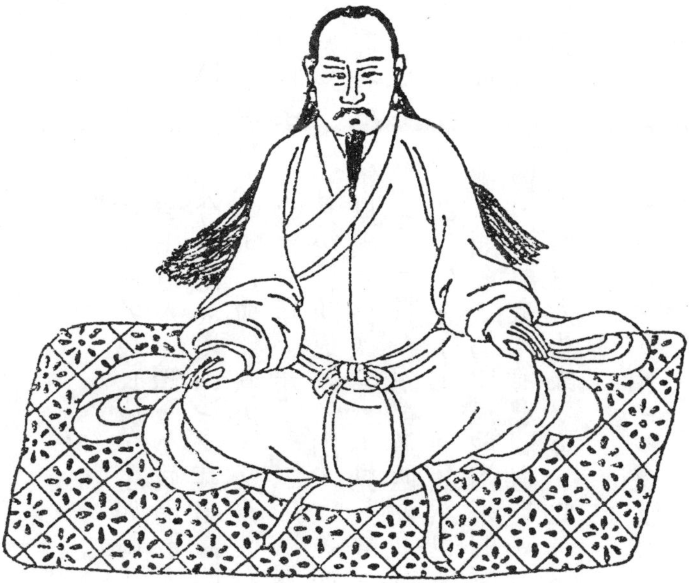

白玉蟾運氣法

白玉蟾（一一九四～？），字紫淸。原名葛長庚，字如晦，又字白叟。其號甚多，如海瓊子、海南子、瓊山道人、蠙庵、武夷散人、神霄散史等。祖籍福建閩淸，生於瓊州（今海南島瓊山）。其出身門第很高，十二歲舉童子科。後因「任俠殺人」，亡命於武夷。又改裝為道士，西至巴蜀，東到廣閩，流浪於南方。嘉定五年（一二一二），遇陳楠傳授丹訣。師事陳楠九年，始得大道。其後篇訪道教名山，「蓬頭跣足，一衲弊甚，而神清氣爽，與弱冠少年無異。喜飲酒，不見其醉。博洽儒書，究竟禪理，出言成章，文不加點」。「嘗在京都遊西湖，至暮墮水，舟人甚驚，繞湖而尋不見。達旦，則先生在水上，猶醺然也。」他精通內丹、雷法，兼傳外丹、符籙，弟子頗多，為內丹派南宗的實際創始人，被尊為南宗第五祖。其著述甚豐，主要有《海瓊問道集》、《海瓊傳道集》、《金華沖碧丹經秘旨》、《白真人語錄》等。此為秘傳功法之一。載《赤鳳髓》卷二。

主治：胸腹虛飽。具體操作法：盤膝而坐，兩手交叉，按置肩上，兩眼朝左側平視，調息運氣十二口。

白玉蟾運氣法

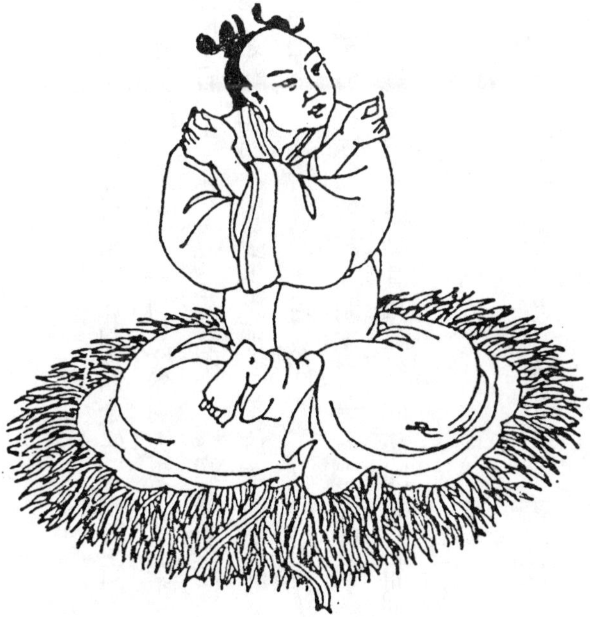

劉海戲蟾法

劉海，即劉海蟾。五代宋初著名煉丹家。《列仙全傳》卷七曰：劉光玄，號海蟾子，初名操，事劉守光為相。一日忽來道人來謁，索鷄卵十枚，金錢十文，以一文置之几上，累十卵子錢上。海蟾驚異而曰：「危哉！」道人曰：「人居榮祿之場，履憂患之地，其危殆甚於此。」海蟾即此大悟，遁迹於終南山下，修行煉丹，丹成尸解，有白氣自頂門出，化鶴衝天而去。民間有劉海戲蟾的傳說。明李日華《六硯齋筆記》云：「海蟾子，哆口蓬髮，一蟾玉色者戲踞其頂」。此法即據之而創。載《赤鳳髓》卷二。

主治：遍身拘束疼痛，時氣傷寒。

具體操作法：以身自然立定，左腳向前半步，兩手握拳，置於腰部，運氣十二口。復右腳向前，動作同前，亦運氣十二口。

劉海戲蟾法

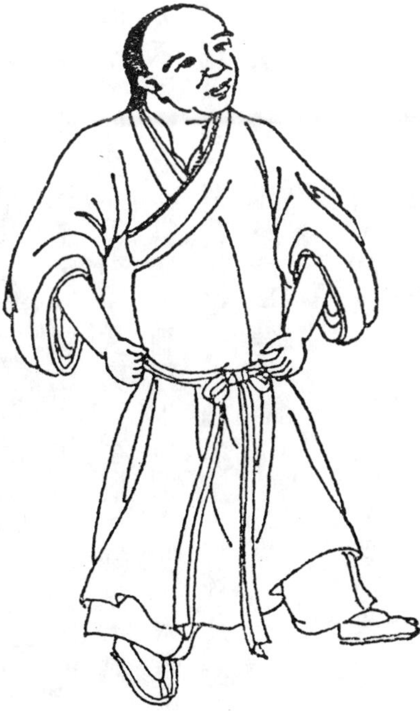

許碏插花滿頭法

許碏，唐代著名煉養家。《續仙傳》卷上載：自稱高陽（今屬河北）縣人。少為進士，累舉不第。晚年學道於王屋山，周遊五岳名山河府，凡峨眉、茅山、天台、四明、仙都、委羽、武夷、霍桐、羅浮，無不遍歷，到處皆石崖屋壁，人不可及處。嘗醉吟酒狂，自謂天仙，人皆笑以為瘋狂。「後當春景，插花滿頭，把花作舞，上酒家樓，醉歌升雲飛去。」後人依此傳聞而創該法。載《赤鳳髓》卷二。

主治：腹脹、身痛。

具體操作法：身體自然站立，兩手高舉，如托天狀，腳跟著地，腳尖虛懸，緊撮谷道，做提肛動作，調息運氣九口。

許碏插花滿頭法

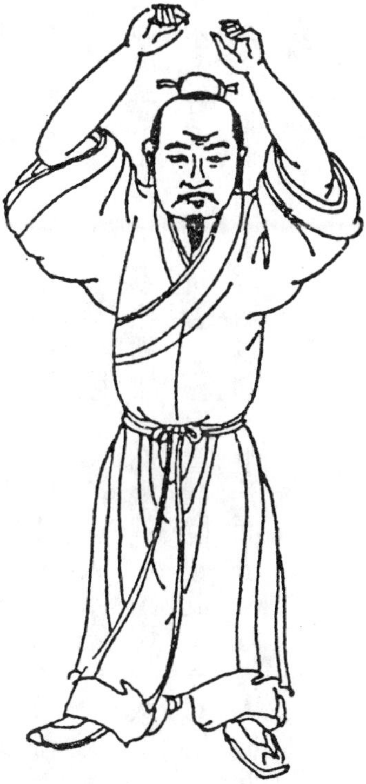

玄真子嘯咏坐席浮水法

玄真子，唐代著名氣功家、文學家。唐沈汾《續仙傳》卷上載：姓張，名志和。會稽山陰（今浙江紹興）人。博學能文，善畫擅詞，與顏真卿友善。飲酒三斗不醉，守真養氣，臥雪不冷，入水不濡，天下山水皆所遊覽。「真卿東遊平望驛，志和酒酣，為水戲，鋪席於水上，獨坐飲酌嘯咏，其席來去遲速，如刺舟聲，復有雪鶴隨覆其上。真卿親賓參佐觀者，莫不驚異。於水上揮手以謝真卿，上升而去。」後人據此傳聞而創該法。載《赤鳳髓》卷二。

主治：肚腹虛腫。

具體操作法：身體盤膝端坐，兩手上舉，如托天狀，調息運氣九口。手放下，復調息運九氣口。

玄真子嘯咏坐席浮水法

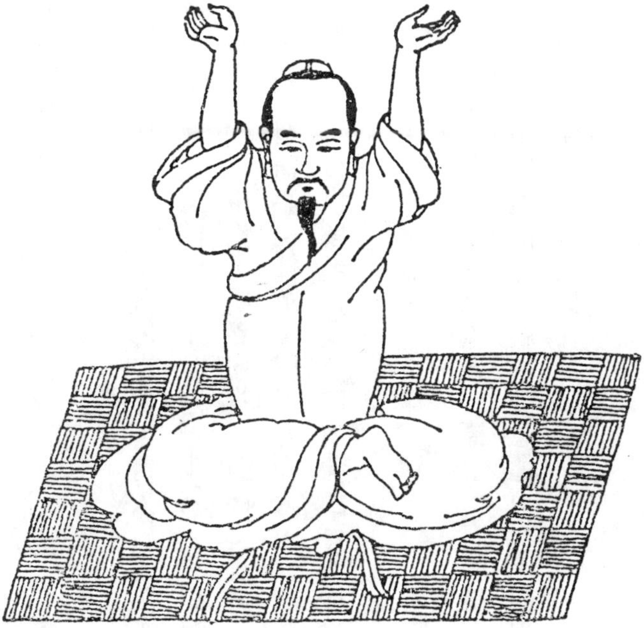

曹國舅撫雲陽板法

曹國舅，民間信仰中的八仙之一。宋曹彬之孫，曹太后之弟，名佾。又傳名景休。《續文獻通考》卷二四三載：「隱迹山岩，精思慕道，得遇鍾離、純陽。純陽問曰：聞子修養，所養何物？對曰：養道。曰：道安在？舅指天。曰天安在？舅指心。鍾離笑曰：心即天，天即道，卻識本來面目矣。遂引入仙班。」後世題名曹國舅的內煉法有多種，此為其一。載《赤鳳髓》卷二。

主治：癱瘓。

具體操作法：身體坐在椅子上，左腳彎膝置於椅上，右腳斜向自然置地上，兩手相抱向左上舉，眼向右前方平視，調息運氣二十四口。復左右交換行動，動作同前，亦運氣二十四口。

曹國舅撫雪陽板法

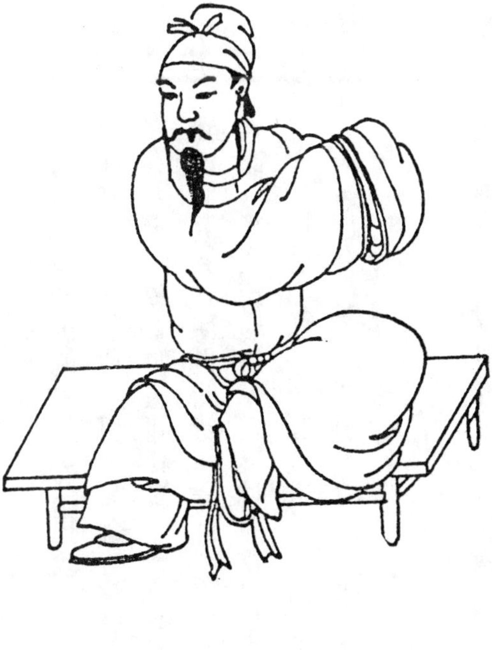

韓湘子存氣法

韓湘子，民間信仰的八仙之一。據傳為唐韓愈的外侄，性狂放，好飲酒，能行奇術，曾在初冬時令牡丹花數日內開數色，每朵又有詩一聯。又能頃刻令花開放。《太平廣記》卷五十四載：韓愈問其修道，「則玄機清活，該博真理，神仙中事，無不詳究。」傳世的詩作一首，詠其內修丹道：「青山雲水窟，此地是吾家。後夜流瓊液，淩晨咀絳霞。琴彈碧玉調，爐煉白朱砂。寶鼎存金虎，元田養白鴉，一瓢藏世界，三尺斬妖邪。解造逡巡酒，能開頃刻花。」後世有提名韓湘子的功法多種。此法載《赤鳳髓》卷二。

主治：氣血虛弱。

具體操作法：身體盤膝端坐，先以兩手緩緩擦眼熨目，然後握拳拄兩脅，行功運氣，引氣上達泥丸，下至湧泉，共二十四口。

韓湘子存氣法

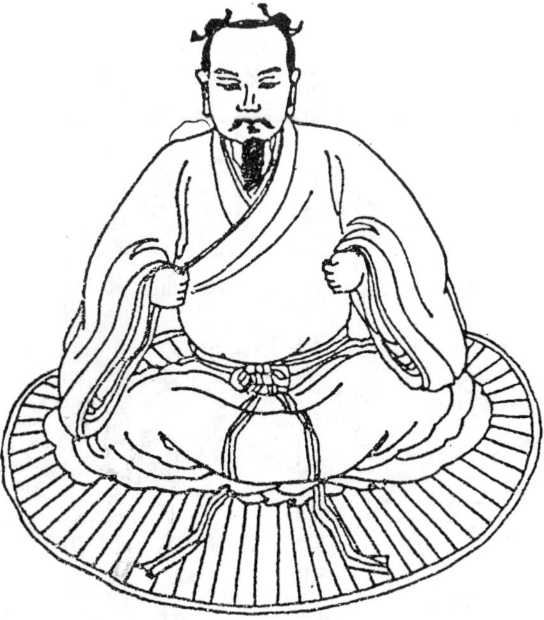

裴玄靜駕雲升天法

裴玄靜，唐代著名女丹家。據《續仙傳》卷上載，為緱氏縣令裴升之女，鄠縣尉李言之妻。幼而聰慧，好道求真。後為李妻，亦獨居靜室，潛心修煉。一旦有成，「有五雲盤旋，仙女奏樂，白鳳載玄靜升天，向西北而去」。後人據此傳聞而創該法。載《赤鳳髓》卷二。

主治：小腸虛冷，腸脘疼痛。

具體操作法：身體盤膝端坐，以手按摩下丹田，同時凝神運氣四十九口。

裴玄靜駕雲升天法

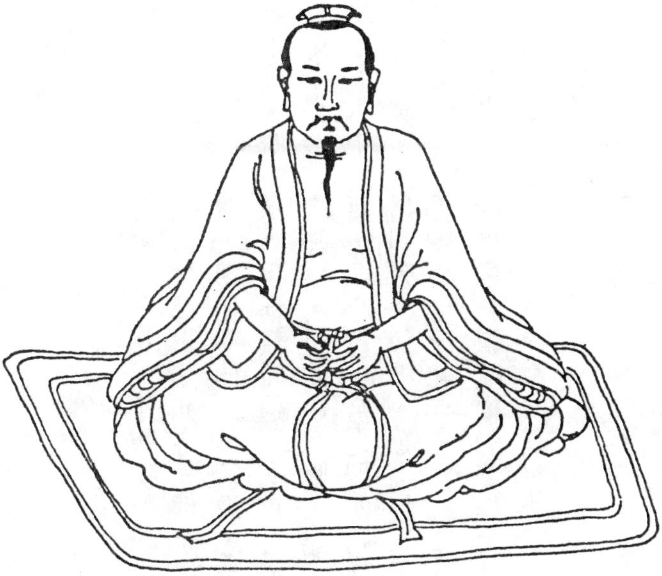

鍾離雲房摩腎法

鍾離雲房，亦稱「漢鍾離」。姓鍾離，名權，字雲房。唐末五代時內丹家。《宋朝事實類苑》卷三十五說：「邢州開元寺一僧院壁，有五代時隱士鍾離權草書詩二絕，筆勢遒逸，詩句亦佳。」宋釋志盤《佛祖統紀》卷四十二亦曰「鍾離權，號雲房。自稱漢時遇王玄甫，得長生之道。避亂入終南山，於石壁間得《靈寶經》，悟陰中有陽，陽中有陰，為天地升降之宜；氣中生水，水中生氣，即心腎交合之理。乃靜坐內觀，遂能身外有身。」後傳丹道劍術與呂洞賓、陳樸、鄭文叔、王老志等人，倡內玄理論於世。至金元全真道列為「北五祖」之一，尊為「正陽祖師」，並為民間信仰的八仙之一。後世題名鍾離權的著作、功法很多，真偽難辨。此法載《赤鳳髓》卷二。

主治：腎堂虛冷，腰腿疼痛。

具體操作法：以身端坐，兩手掌互相擦熱，然後握拳，以雙拳按置兩腎兪穴（在第十四椎下，兩旁各一寸五分），調息運氣二十四口。

鍾離雲房摩腎法

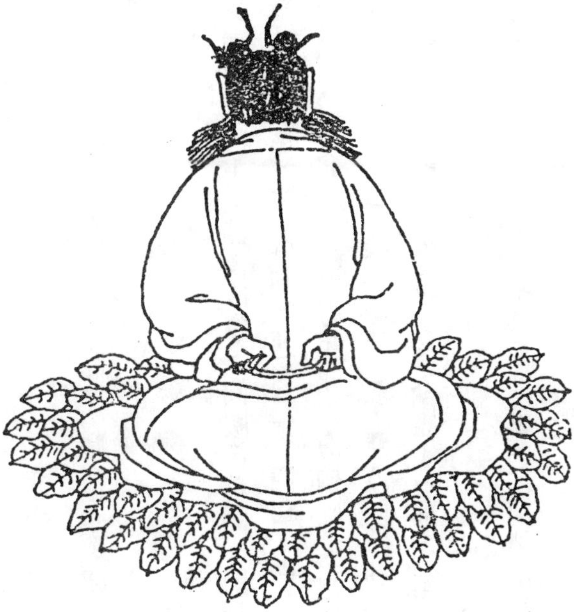

玉真山人和腎膛法

玉真山人，古代氣功家。生平事迹不詳。此法載淸席裕康《內外功圖說輯要、諸仙導引圖》。

主治：腿痛。

體體操作法：以身端坐，兩手搓熱後成拳，向腰後精門（即腎兪穴）反覆按摩，次數以多為妙。然後調息行動，運氣二十四口。

配合煉功，可服用「海桐皮飲」。藥方組成：海桐皮，五加皮，川獨活，枳殼，防風，杜仲（炒），牛膝（酒浸），薏苡仁（炒）。上藥八味，各一兩半。用好酒入藥，煮去火毒。每天中午以前，空腹，服一杯。

詩曰：兩乳汁流最可悲，這般消息少人識。淮漢河海皆枯竭，鈞公台下上來時。

玉真山人和腎膛法

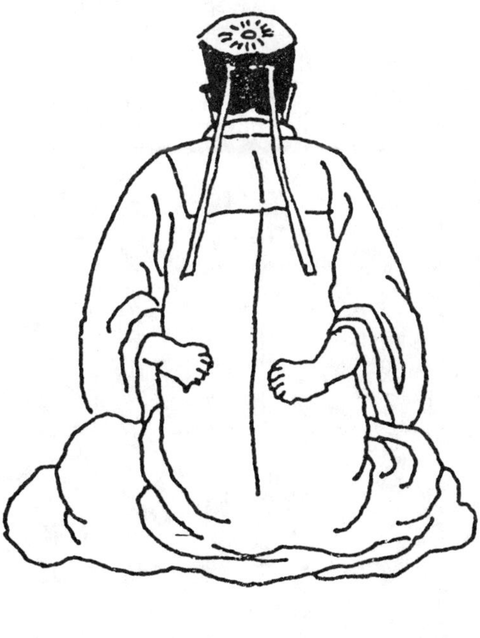

漢鍾離鳴天鼓法

漢鍾離，即五代著名內丹家鍾離權。傳世的著作有《破迷正道歌》、《靈寶篇》、《秘傳正陽真人靈寶華法》、《百問篇》、《九真玉書篇》、《肘後三成篇》等。此法載《內外功圖說輯要・諸仙導引圖》。

主治：頭部昏暈。

具體操作法：以身端坐，閉口咬牙，微停呼吸，在極度緩慢的呼吸狀態中，用兩手掌緊掩雙耳，以第二指疊在中指上，作力放下第二指，重彈腦後，如擊鼓之聲，共三十六次。復上下牙齒相叩作響，亦三十六次。

配合煉功，可服「加味白虎湯」。藥方組成：石膏，三分，煅制；知母，一錢；甘草，二錢；半夏，二分，麥冬，八分；竹葉，五個；粳米，一撮。以上七味，加生薑三片，用水煎服，每日一杯。

詩曰：心如明鏡連天淨，性似寒潭止水同。十二時中常覺照，休教昧了主人翁。

漢鍾離鳴天鼓法

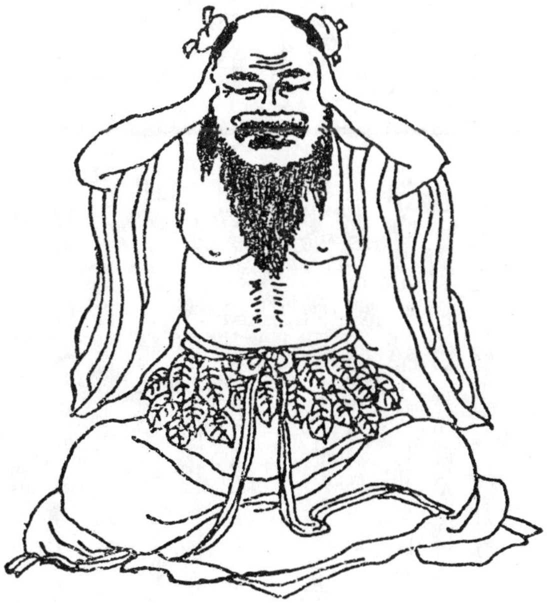

東方朔捉拇指法

東方朔，西漢時人。《史記》、《漢書》均有傳，謂其為「滑稽之雄」，「童心牧豎，莫不眩耀」故後世多其異聞。《列仙傳》卷下曰：「東方朔者，平原厭次人也。久在吳中，為書師數十年。武帝時上書說便宜，拜為郎。至昭帝時，時人或謂聖人，或謂凡人，作深淺顯默之行，或忠言，或戲語，莫知其旨。至宣帝初，棄郎以避亂世，置幘官舍，風飄之而去。後見於會稽賣藥，五湖智者，疑其歲星精也。」此法係後人托名之作。載《內外功圖說輯要・諸仙導引圖》。

主治：疝氣。具體操作法：以身平坐，兩腳交叉，用兩手搬動兩腳大拇趾，調息運氣，氣沈丹田，再引氣遍行體內，共行五次。

配合煉功，可服「茴香丸」。藥方組成：茯苓，白朮，山楂，大茴香（炒），吳茱萸（炒），荔枝核，各一兩；枳實，八錢；橘核仁（炒），二兩。以上八味，共研成細末，煉密為丸，每丸重一錢五分。每日一丸，空腹細嚼，用薑湯送服。

詩曰：白鶴飛來下九天，數聲嘹亮出輝煙。日月不催人自老，不如訪道學神仙。

東方朔捉拇指法

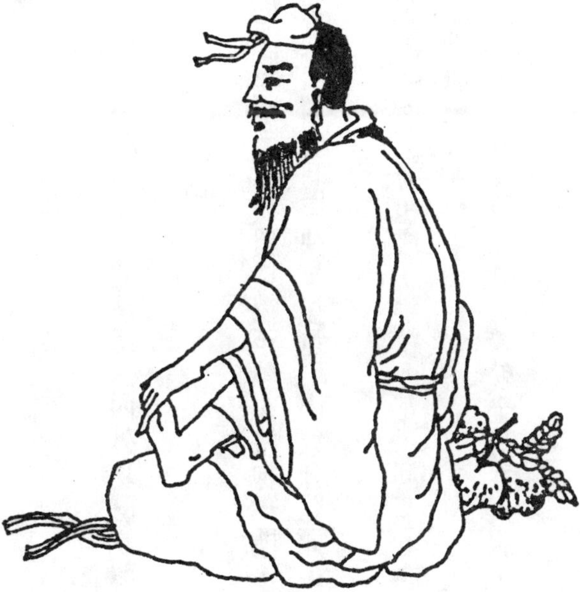

傅元虛抱頂法

傅元虛，古代氣功家。生平事跡不詳。此法載《內外功圖說輯要・諸仙導引圖》。

主治：頭昏頭暈。

具體操作法：以身端坐，將兩手掌反覆搓擦至熱，按抱頂門，微閉雙目，凝神調息，先念吹字訣，再念呵字訣，復意引內氣升騰頭頂，共十七次。

配合煉功，可用「大黃湯」。藥方組成：錦紋大黃，酒蒸七次，研製為末。每日一次，用茶水調服三錢。

詩曰：水雲遊玩到西方，認得真身豎固剛。煉就金丹吞入腹，五明宮內禮虛皇。

傅元虛抱頂法

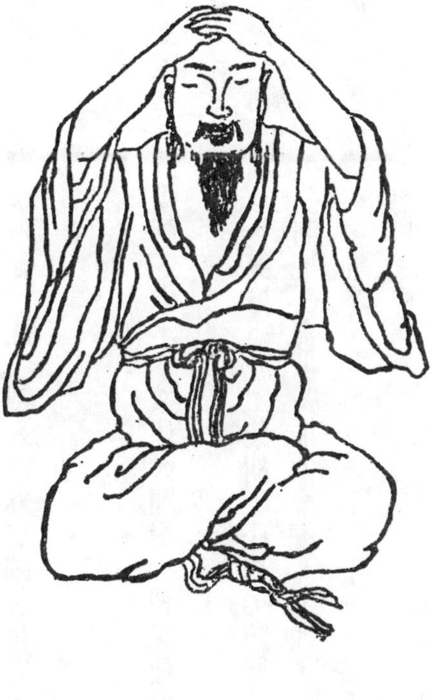

李野樸童子拜法

李野樸，古代氣功家。生平事跡不詳。此法載《內外功圖說輯要•諸仙導引圖》。

主治：頭、面、肩、背處各種瘡疾。

具體操作法：以身坐定，直舒兩腳，兩手掌按住大腿根，調息運氣，以意引導攻治疾處，共十二次。

配合煉功，可服「羌活白芷湯」。藥方組成：柴胡，茯苓，防風，荊芥，黃連，澤瀉，當歸，白朮，蔓荊，石膏，蒼朮，辛夷，生地，川芎，藁本，甘草，白芷，羌活，黃芩，細辛，芍藥。以上二十一味各等分，加生薑二、三片，用水煎服，每日一杯。

詩曰：獨步坤方合聖功，回還乾地老陽中。八卦周流搬運轉，丹成咫尺即天宮。

李野樸童子拜法

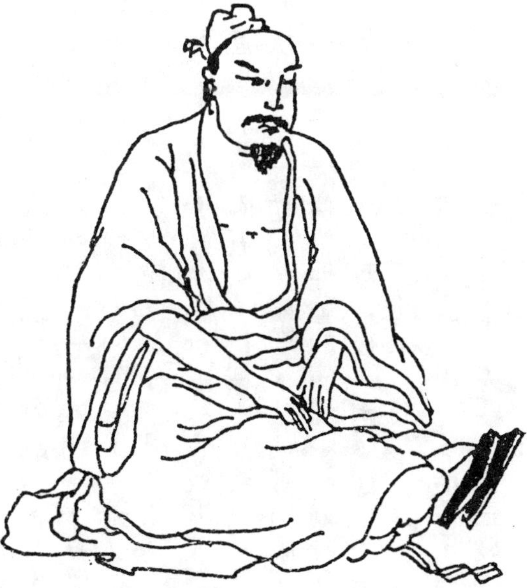

王玉陽散痛法

王玉陽（一一四二—一二一七），全真教北七真之一。字處一，號玉陽子。寧海（今山東牟平）人。十四歲時，偶遇老翁點悟，其後「語言放曠，不與世合，行止顛狂」。至大定八年（一一六四），拜師王重陽，遵師旨，歸隱文登縣鐵查山雲光洞修煉。「偏翹一足，獨立者九年。東臨大海，未嘗昏睡，人呼為鐵腳先生。丘真人贊之曰：九夏迎陽立，三冬抱雪眠。如此煉形九年，而入於大妙。順行逆行，或歌或舞，出神入夢，接物利生」（《金蓮正宗記》卷五）。世稱玉陽真人。著有《雲光集》、《清真集》。此法載《內外功圖說輯要•諸仙導引圖》。

主治：時行戾氣（指能引起流行的傳染性強的病邪），遍身作痛。

具體操作法：正身站定，左腳向前，右腳在後，兩手握拳，按貼肚腹，調息運氣二十四口。復左右交換，動作同前。

配合煉功，可服「人參順氣散」。藥方組成：川芎，桔梗，白芷，麻黃，人參，各二錢；陳皮，枳殼，甘草，烏藥，羌活，各三錢。以上十味，用水煎服。每日一次一杯。

詩曰：每外三山一洞天，金樓玉室有神仙。大丹煉就爐無火，桃李開花知幾年。

王玉陽散痛法

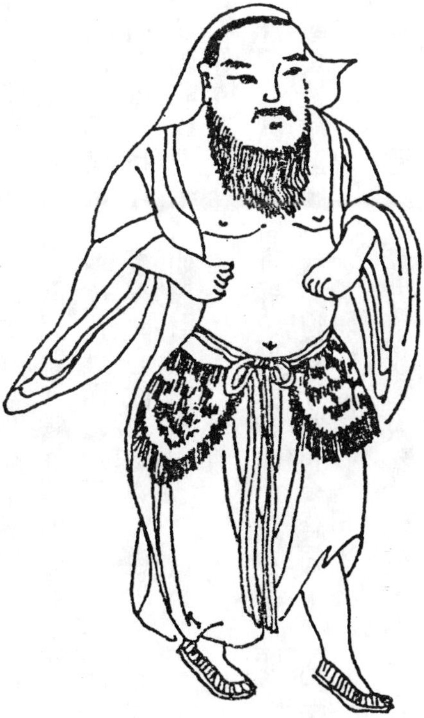

虛靜天師睡功

虛靜天師，即道教第三十代天師張繼先。字遵正。南宋時人。九歲承襲天師之位。宋徽宗朝四召至闕，賜號虛靜先生。《歷世真仙體道通鑑》卷十九曰：「先生志在冲淡，引辭以歸。嘗作靜通庵於上淸宮，後為心齋坐忘之所。又因祖師雲錦山龍虎丹灶而修煉焉，瑞彩祥光照耀山谷，有降祥堂、濯鼎池遺跡猶存。後著《心說》及《大道歌》以貽於世。」此法載《內外功圖說輯要・諸仙導引圖》。

主治：睡夢中精滑精遺。

具體操作法：身體仰臥，左腿直舒，右腿拳曲，以右手枕頭，左手握捏陰囊、陰莖，輕柔按摩三十六次。復意守存想會陰穴，運氣二十四口。

配合煉功，可服「養心湯」。藥方組成：人參，山藥，麥冬，茯神，酸棗仁，歸身，白芍，遠志，蓮須。以上九味各等分，加薑片、棗子、蓮子，用水煎服，每日一杯。

詩曰：莫道修身都不知，家家有路透玄機。登程離國難說話，主人辭客好孤棲。

虛靜天師睡功

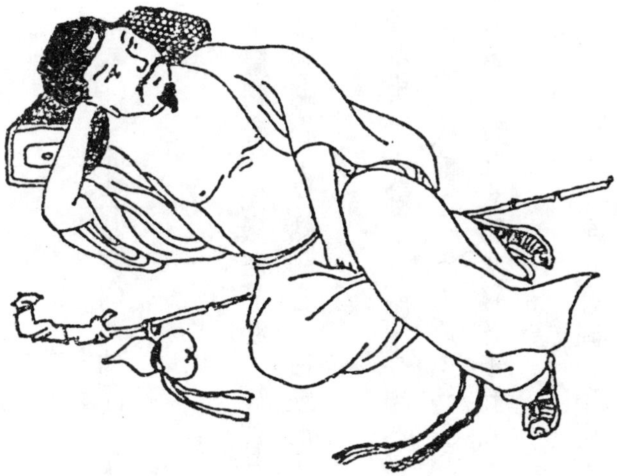

趙上灶搬運息精法

趙上灶，古代氣功家。生平事跡不詳。此法載《內外功圖說輯要•諸仙導引圖》。

主治：夜夢遺精。

具體操作法：以身側坐，用雙手搬腳心。先搬左腳心，復搓熱腳心，按壓湧泉穴，調息運氣九口。再搬右腳心，搓熱腳心，按壓湧泉，運氣九口。

配合煉功，可服「五關丸」。藥方組成：人參，六錢；牡蠣（煅制），五倍子，枯礬，龍骨，棗仁，各五錢；茯神，一兩；遠志（去心），一兩五錢。以上八味，研製成末，煮棗肉為丸。每次服五十餘丸，空腹，用蓮子湯下。

詩曰：得道時來未有年，玄關上面打秋千。金烏好向山頂宿，玉兔常居海底眠。

趙上灶搬運息精法

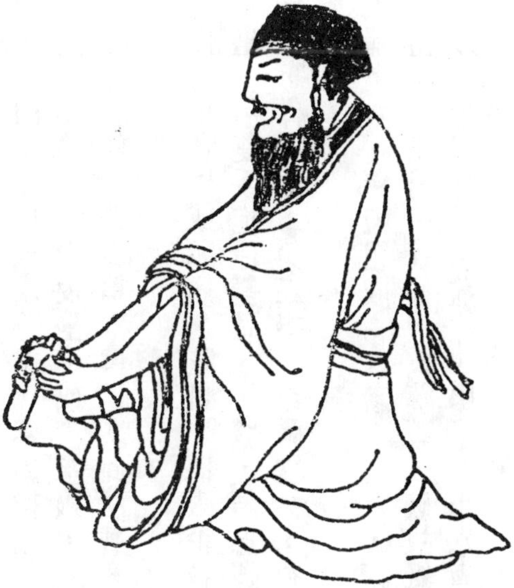

陳泥丸，即道教內丹派南宗第四祖陳楠。字南木，號翠虛。惠州博羅縣（今廣東惠陽東）白水岩人。遇薛道光，得太乙刀圭金丹法訣。又兼傳雷法，得景霄大雷琅書於黎姥山神人。其後遂以丹訣雷法濟世救人。《歷世真仙體道通鑒》卷四十九曰：「每人求符水，翠虛捻土付之，病多輒癒，故人呼為陳泥丸。」居長沙，「中夜坐，或含水銀，越宿吐視已成白金，乞與其徒不顧。」有著作《翠虛篇》傳世。此法載《內外功圖說輯要・諸仙導引圖》。

主治：頭痛經久不癒，時作時止者；或頭痛、眩暈、口眼歪斜、頭癢多屑。具體操作法：以身平坐，用雙手抱住雙耳、後腦，調息運氣十二口，復以手第二指疊在中指上，作力放下第二指，重彈腦後，有如擊鼓之聲，共十二次。

配合煉功，可服「建中大補湯」。藥方組成：人參，白朮，茯苓，白芍、熟地，黃芪，各三錢；當歸，川芎，杜仲，肉蓯蓉，破故紙，各二錢；甘草，肉桂，各一錢。以上十三味，加薑片、棗子，用水煮服，不拘時辰，每次一杯。

詩曰：蛇人棍襠莫亂傳，如來即是大金仙。波斯半夜思鄉曲，吹上蒲湘歸渡船。

陳泥丸拿風窩法

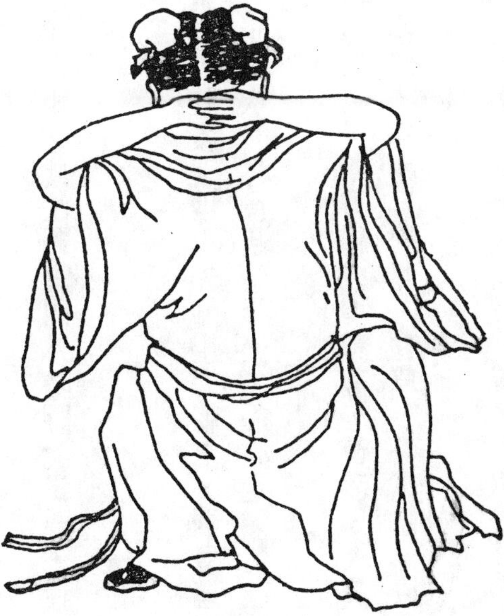

白玉蟾虎撲食法

白玉蟾，內丹家南宗第五祖。此法載《內外功圖說輯要•諸仙導引圖》。

主治：攪腸痧（乾霍亂）。

具體操作法：身體俯臥，肚腹著地，先腳用力朝上，調息運氣十二口。繼而手足左右搖動，十五次。然後起身平坐，靜心定氣，吐納十四口。

配合煉功，可服「消毒散」。藥方組成：黃芩，黃蓮，大黃，白芷，羌活，防風，金銀花，連翹，當歸，荊芥，甘草，天花粉。以上十二味各等分，用水煎服，每次一杯。

詩曰：撞透三關奪聖機，衝開丸竅入精微。黃河倒傳無凝滯，好到蟾宮上下飛。

白玉蟾虎撲食法

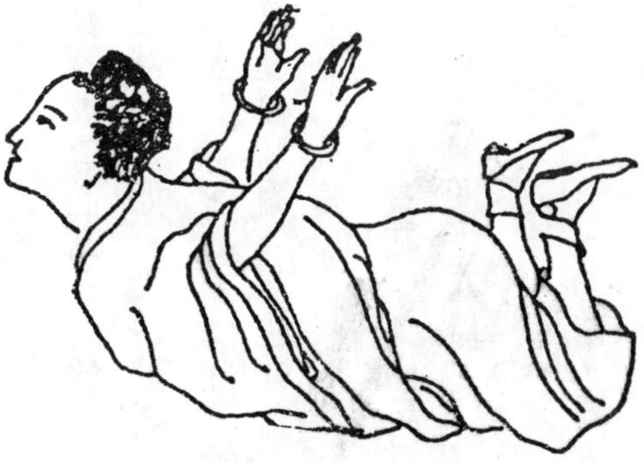

太清祖師，亦名「太清道德天尊」、「太上老君」。為道教「三清」尊神之一。據說是由「冥寂玄通元」（宇宙未形成前從混純狀態中產生的三元氣之一）所化生，居於天界之「太清」仙境，即「三天」中之「大赤天」，故名。他與元始天尊、靈寶天尊並為三洞教主，為道教信仰的最高尊神。後世托名的著作、功法甚多，如《太清調氣經》、《太清經》、《太上老君中經》、《太清服氣口訣》、《太上老君內觀經》、《太上老君內丹經》、《太清導引養生經》等。此法載《內外功圖說輯要・諸仙導引圖》。

主治：腹痛，時寒時熱。具體操作法：以身端坐，兩手掌重疊，懷抱肚臍，輕緩按揉腹部，靜心調息，行功運氣四十九口。

配合煉功，可服「導氣湯」。

藥方組成：蒼朮，香附，川芎，白芷，茯苓，神曲，陳皮，紫蘇，干薑，甘草。以上十味各等分，用水煎服，每次一杯。

詩曰：身中若遇發生時，坎中取陽去補離。北斗南辰顛倒轉，一時一刻立根基。

太清祖師尊真法

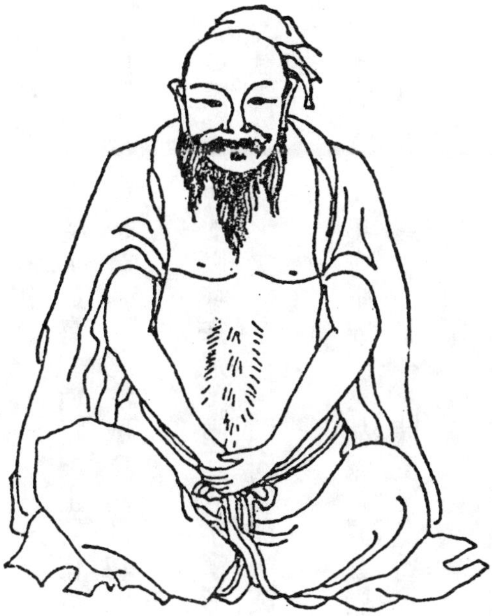

孚佑帝君拔劍法

孚佑帝君，即呂洞賓稱號，北宋政和（一一一一～一一一七）中，朝廷封呂為「妙通真人」。元世祖時，封為「純陽演正警化真君」。至武宗朝，加封「純陽演正警化孚佑帝君」。此法載≪內外功圖說輯要・諸仙導引圖≫。

主治：各種心痛。具體操作法：以身立定，兩足成丁字形，先揚起右手，頭向左側視，調息運氣一口，次提左手，頭向右視，調息運氣一口。如此行功，左右各九次。

配合煉功，可服「落盞湯」。藥方組成：玄胡索，五靈脂（燒至煙盡），建蔻仁，各六分；艮薑，石菖蒲，厚朴，陳皮，霍香，各一錢；枳殼，蘇梗，各六分。以上十味，用水煎服，每次一杯。

詩曰：一月三旬一遇逢，以時易日法神功。守城野戰知凶吉，增得靈砂滿頂紅。

孚佑帝君拔劍法

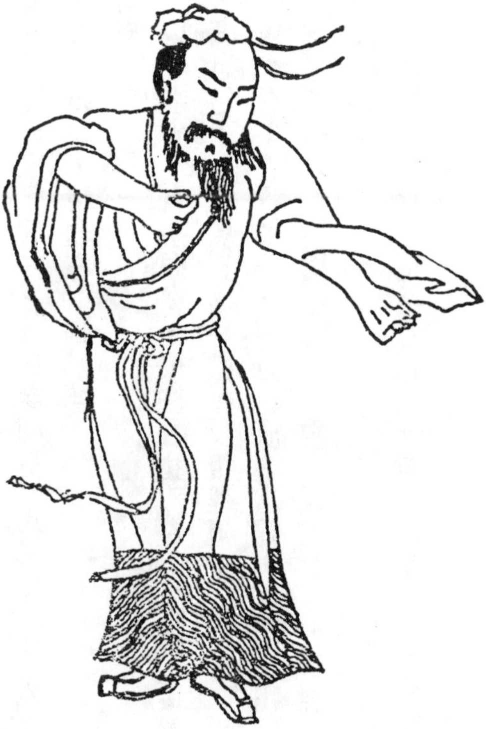

魏伯陽破風法

魏伯陽，東漢著名煉丹家。著作《周易參同契》傳世。此法為後人依托。載《內外功圖說輯要．諸仙導引圖》。

主治：年久癱瘓。

具體操作法：以身端坐，右手握拳，按住右肋，左手成掌，按置左膝，意守下丹田，調息勻平，引氣直達病處，反覆運氣十二口。

配合煉功，可服「養生虎骨散」。藥方組成：當歸，赤芍，川續斷，白朮，藁本，虎骨，各一兩；烏梢蛇肉，半兩。以上七味，研製為末，每次服二錢，用溫酒送下。

詩曰：七寶林下竹根邊，水在長溪月在天。意馬心猿拴住了，不難依舊世尊前。

魏伯陽破風法

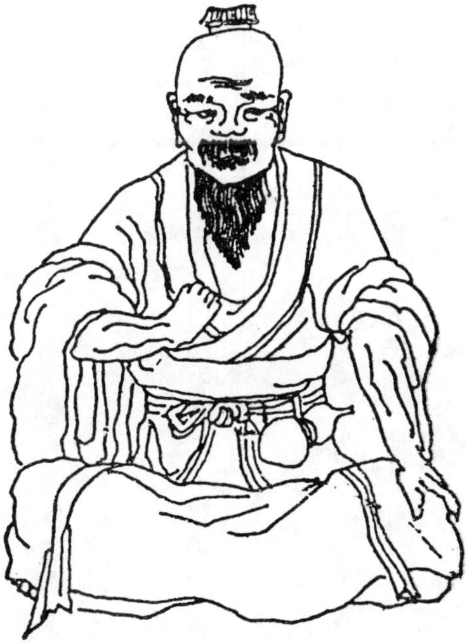

孫玄虛烏龍探爪法

孫玄虛，古代氣功家。生平事跡不詳。此法載《內外功圖說輯要•諸仙導引圖》。

主治：腰腿疼痛。

具體操作法：就地坐定，舒展兩腳，以兩手前探，攀搬兩足，行來行功，調息運氣十九口。

配合煉功，可服「牛膝酒」。

藥方組成：地骨皮，五加皮，薏苡（炒），川芎，牛膝，各二兩；甘草，生地，各三兩；海桐皮，一兩半；羌活，一兩；杜仲（炒），二兩。以上十味，用酒炮製。每日可服二、三次，每次一、二杯。

詩曰：火取南方赤龍血，水湧北山黑虎精。和合二物居一處，嬰兒養就是長生。

孫玄虛烏龍探爪法

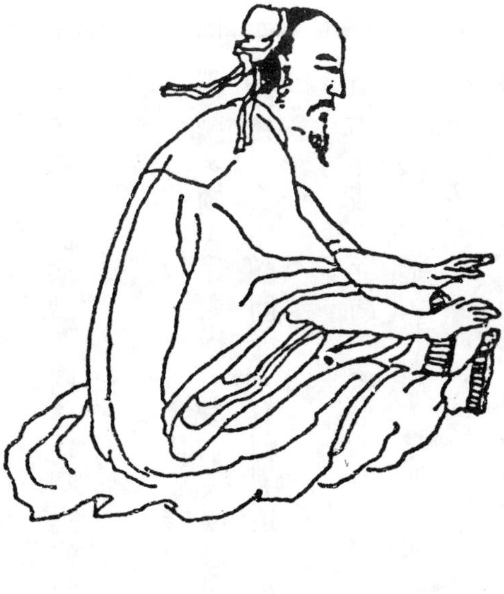

高象先鳳張法

高象先，古代氣功家。生平事跡不詳。此法載《內外功圖說輯要•諸仙導引圖》。

主治：腰腿疼痛。

具體操作法：以身蹲下，曲膝彎腰，兩手做劍指，左手後揚過頭，右手前展微低，口鼻微出清氣三、四口；復左腳向前，右腳尖頂住左腳跟，調息運氣十口。

配合煉功，可服「流氣飲」。藥方組成：羌活，蒼朮，川芎，當歸，香附，白芍，陳皮，半夏，木香，枳殼，木通，甘草，檳榔，紫蘇子。以上十四味各等分，用水煎服，每次一杯。

詩曰：如來斷臂少人知，華池枯竭好孤淒。麒麟掣斷黃金鎖，獅子衝開白玉梯。

高象先鳳張法

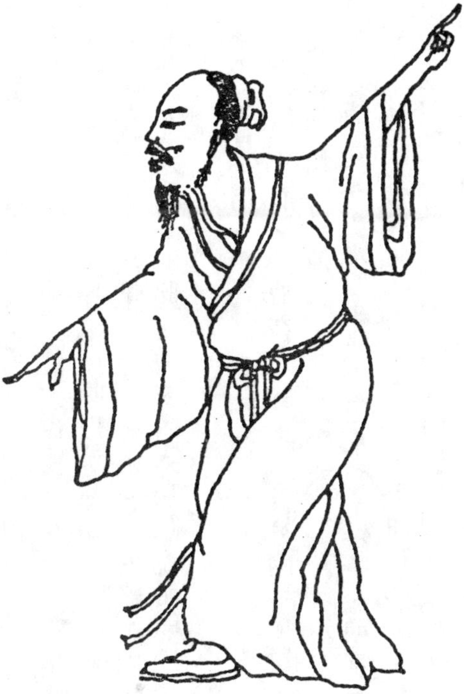

尹清和（一一六九～一二五一），元代著名內煉家。字大和，名志平。萊州（治所在今山東掖縣）人。十四歲，從馬丹陽入道。後又詣武官靈虛觀師事劉長生，「常獨坐樹下達旦。或一夕靜中見長生飄然而來，斷其首，剖其心，復置之。覺而大有所悟。」明昌初（一一九〇）復師邱處機於棲霞觀，又從王玉陽受口訣，郝太古受《易》，由是道業日隆，四方學者翕然宗之。元太祖時，丘處機賜以「清和子」號。迨處機逝世，還長春宮，嗣主道教。太宗八年（一二三六），返終南山，修復祖庭。著《葆光集》、《北遊錄》。此法載《內外功圖說輯要・諸仙導引圖》。

主治：脾胃虛弱，五谷不消。

具體操作法：以身仰臥，右腳駕放在左腳上，直舒兩手攀肩，存守下丹田，意想內氣圍繞肚臍順時針運轉，共六次。

配合煉功，可服「健脾丸」。藥方組成：白朮（土炒），枳實（炒），陳皮，麥芽（炒），神曲（炒），山藥，茯苓，蒼朮（炒），各一兩；厚朴（製），八錢；木香，五錢。以上十味研製成末。以陳米粉糊為丸。每次服五、六十丸，以米湯下。

詩曰：大喊一聲如霹靂，共君相守不多時。今日方知金烏意，撒手當年獨自歸。

尹清和睡法

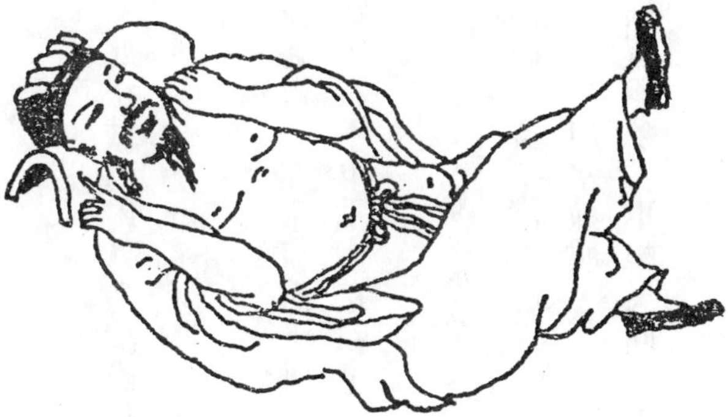

曹國舅脫靴法

曹國舅，即民間信仰的八仙之一。此法載《內外功圖說輯要‧諸仙導引圖》。

主治：腳腿、肚腹疼痛。

具體操作法：以身立定，右手作扳牆勢，左手自然下垂，右腳抬起向前虛蹬，調息運氣一口。復左手扳牆，右手下垂，左腳虛蹬，運氣一口。左右各作十六次。

配合煉功，可服「羌活鞠越湯」。藥方組成：羌活，川芎，蒼朮（炒），白芷，南星（製），當歸，神曲，各一錢；砂仁，桂枝，防己，水通，各八分。以上十一味，加薑三片，用水煎服，每次一杯。

詩曰：猛火燒身無奈何，時光影裡若無多。車輪又向心中轉，霎時請出古彌陀。

曹國舅脫靴法

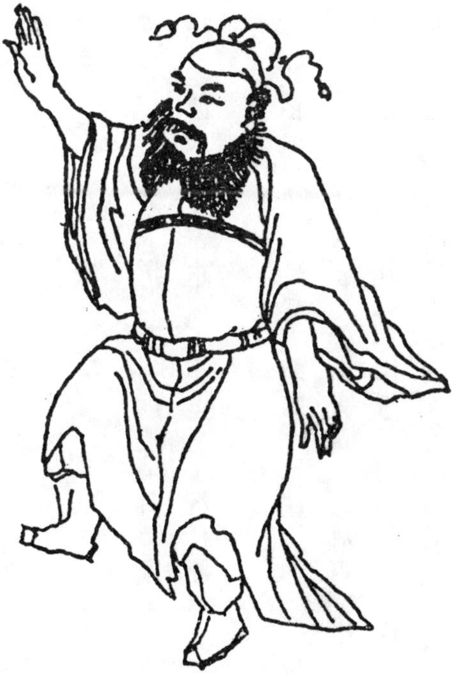

曹仙姑觀太極圖法

曹仙姑，古代氣功家。生平事跡不詳。此法載《內外功圖說輯要•諸仙導引圖》。

主治：眼目腫痛。

具體操作法：以身立定，舌抵上腭，微閉兩眼，目視鼻尖，調息運氣，意引存想，心火降至湧泉穴，腎水提上泥丸宮，行功運氣三十六口。

配合煉功，可服「明目流氣飲」。藥方組成：當歸，白芍，生地，龍膽草，柴胡，黃連，枝子，丹皮，各一錢；大黃（以酒煮晒乾，反覆煮晒，三、七次為度），二錢。以上九味，用水煎服，每次一杯。

詩曰：降龍伏虎說有年，龍不降兮虎不眠。若把兩般相制伏，行看滄海變桑田。

曹仙姑觀太極圖法

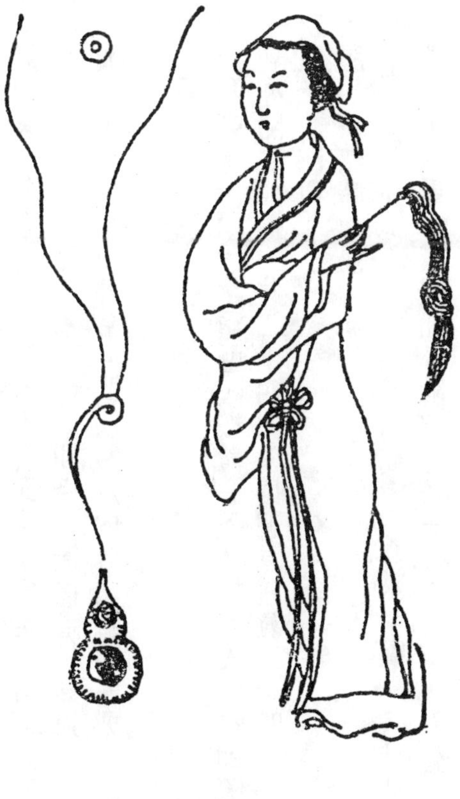

徐神翁搖天柱法

徐神翁，北宋氣功家。名守信。海陵（治所即今江蘇泰州市）人。《歷世真仙體道通鑒》卷五十二載，本天慶觀佣役，後得道於癲道士，能預知吉凶，顯諸異跡，世人稱為神翁。此法載《內外功圖說輯要・諸仙導引圖》。

主治：頭、面、肩、背各種瘡疾。

具體操作法：以身端坐，兩手掌重疊，按置心下，搖動後頸（即天柱），左右側視，肩亦隨之搖擺，共二十四次。復調息運氣二十四口，呵氣二十四口，吹氣二十四口。

配合煉功，可服「清熱勝濕湯」。

藥方組成：黃柏（鹽水拌炒），羌活，澤瀉，蒼朮（製），杜仲（炒），白芍（酒炒），木瓜，威靈仙，陳皮，各一錢；甘草，五分；牛膝，八分。以上十一味，加薑三片，用水煎服，每次一杯。

詩曰：朝朝金鼎透飛煙，氣色河車運上天。日露遍空滋味涯，靈泉一派湧長川。

徐神翁搖天柱法

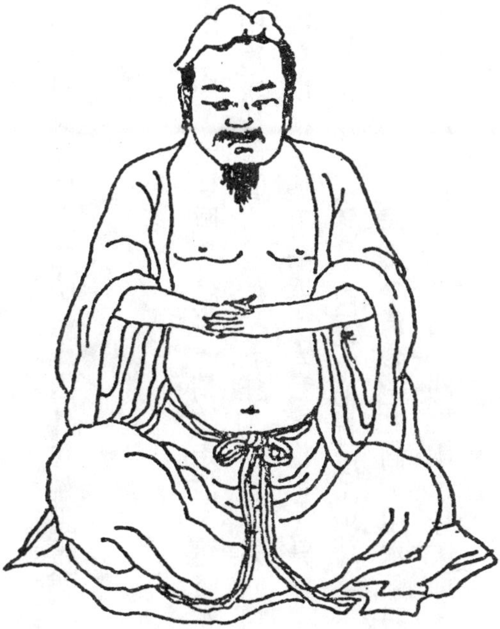

陳希夷降牛望月法

陳希夷，即北宋著名內丹家陳摶。此法載《內外功圖說輯要・諸仙導引圖》。

主治：走精遺精。

具體操作法：當睡臥之中，或煉睡功之際，精欲走泄，可將左手中指塞住右鼻孔內，右手中指緊按尾閭穴，把精截住，調息運氣六口。

配合煉功，可服「神芎湯」。藥方組成：人參，枸杞，升麻，川芎，遠志，黃芪，甘草，歸身，杜仲（炒），白朮，地骨皮，破故紙（炒）。以上十二味各等分，加生薑一片，蓮子（去心）七個，用水煎服。

詩曰：嬰兒在坎水中生，姹女在離火內居。匹配兩家作夫婦，十月產個定顏珠。

陳希夷降牛望月法

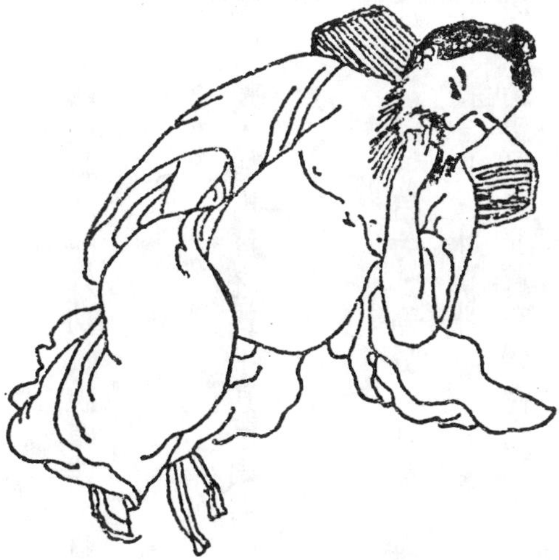

韓湘子活人心形法

韓湘子，民間信仰的八仙之一。此法載《內外功圖說輯要・諸仙導引圖》。

主治：腰痛腰軟，頭部搖顫。

具體操作法：以身立定，低頭彎腰，如揖拜之式，其手須與腳尖齊，調息運氣二十四口。

配合煉功，可服「舒經湯」。

藥方組成：羌活，防己，白朮，當歸，白芍，姜黃，甘草，海桐皮。以上八味各一兩，每次服三錢，用薑十片，水煎服。

詩曰：日月分明說與賢，心猿意馬想丹田。真空覺性常不昧，九轉功成作大仙。

韓湘子活人心形法

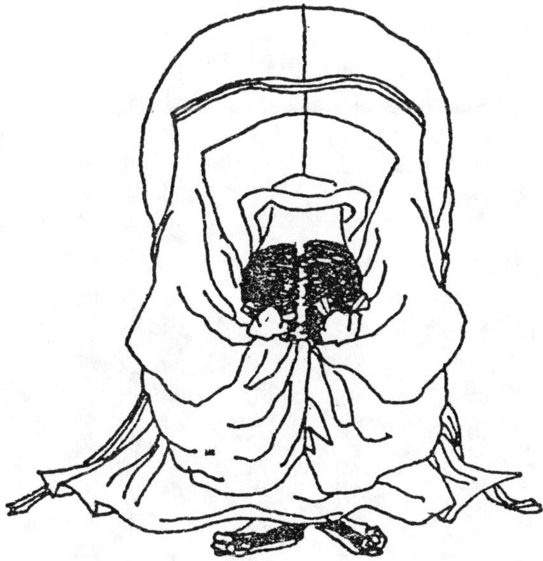

石杏林煖丹田法

石杏林（一〇二二～一一五八），宋代內丹師。名泰，字得之，號杏林，一號翠玄子。常州（今屬江蘇）人。因解救張伯端，張遂將所有金丹秘訣傾囊以授。石泰苦志修煉，道成。常以醫藥丹道濟人，不受其謝，惟願植一杏樹，久遂成林，人稱之為「石杏林」。後以丹法下傳薛道光，為道教內丹派南宗二祖。著有《還元篇》。此法載《內外功圖說輯要・諸仙導引圖》。

主治，小腸氣冷疼。具體操作法：以身端坐，兩手掌相互搓摩冷熱，復意守下丹田，調息運氣四十九口。

配合煉功，可服「加味五苓散」。

藥方組成：豬苓，澤瀉，白朮，茯苓，官桂，茴香，檳榔，木通，金鈴子，橘核仁。以上十味各等分，用水煎服，每次一杯。

詩曰：河東搬運周三關，滾滾曹溪不敢閑。補瀉泥丸宮內去，逍遙歸上玉京山。

石杏林煖丹田法

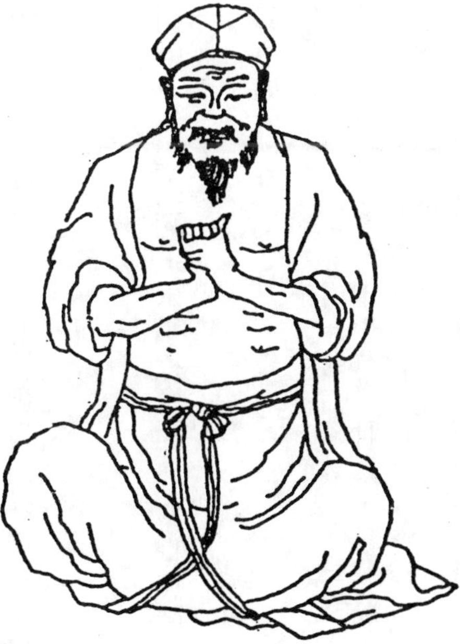

陳自得大睡功

陳自得，古代氣功家，生平事跡不詳。此法載《內外功圖說輯要・諸仙導引圖》。

主治：四時傷寒。

具體操作法：以身側臥，拳起兩腳，兩手擦摩極熱，抱住陰莖、陰囊，調息運氣二十四口。

配合煉功，可服「羌活如效散」。

藥方組成：羌活，獨活，防風，各三錢；白芷，陳皮，紫蘇，山楂，草果，干葛，半夏，蒼朮，柴陰，黃芩，川芎，甘草，各三錢。以上十五味，加薑三片，蔥三根，用水煎，趁熱服用以取汗。

詩曰：誰識栽花劉道子，騎龍跨虎打金球。被吾搬在天宮里，贏得三千八百籌。

陳自得大睡功

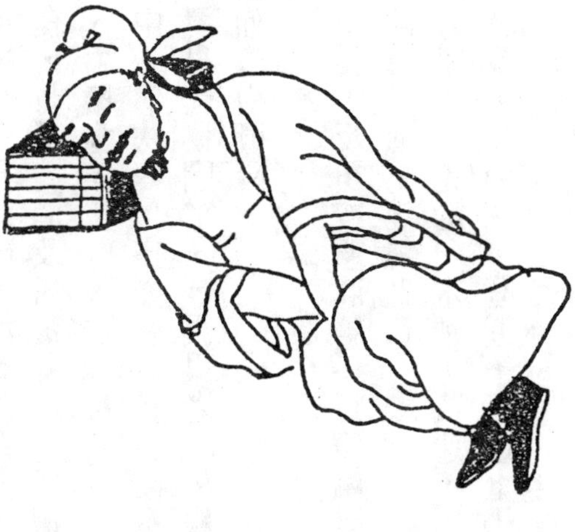

果老，即民間信仰中的八仙之一張果老。唐代著名氣功家。據《新唐書・方技傳》載，「張果者，晦鄉里世系以自神，隱中條山，往來汾、晉，世傳數百歲人。」能隨心自如地控制自己的呼吸與脈搏運動。《續仙傳》又說他「善於胎息，累日不食，時進美酒及三黃丸」。又擅幻術，能「化槎為童」、「以紙為驢」、「墮齒復生」，顯種種奇異。其著作甚豐，內容包括內丹、外丹、房中、氣法等，主要有《黃帝陰符經注》、《太上九要心印妙經》、《大還丹契秘圖》、《張果老先生服氣法》。此法載《內外功圖說輯要・諸仙導引圖》。

主治：三焦血熱上攻，眼目昏暗。

具體操作法：以身正坐，兩手掌重疊，反覆按摩肚臍，以臍輪發熱為止。再以兩掌按定兩膝，閉口靜坐調息定氣，運氣九口。

配合煉功，可服「菊花散」。藥方組成：羌活，木賊，黃連，川芎，荊芥，防風，當歸，白芍，甘草，黃芩，甘菊花，蔓荊子。以上十二味各等分，用水煎服，每次一杯。

詩曰：一步為足未悠游，吾今背痛甚堪憂。磨手頂弓真消息，崑崙水雪不能流。

果老抽添火訣法

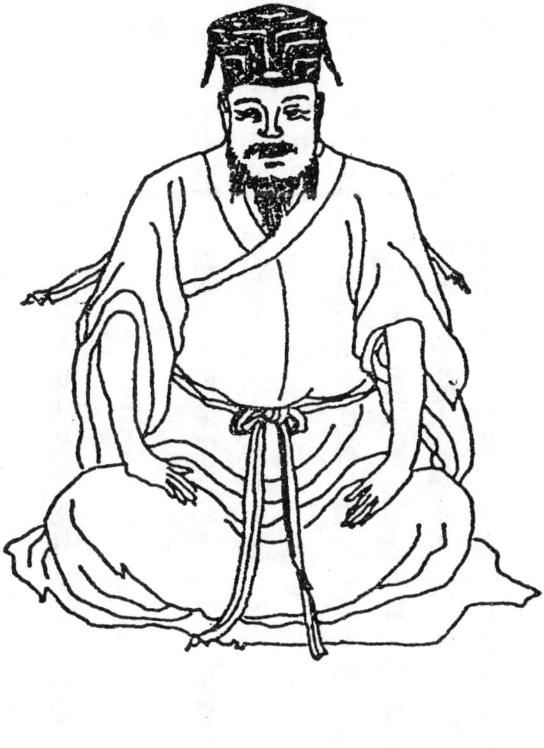

李棲蟾固精法

李棲蟾，古代氣功家。生平事跡不詳。此法載《內外功圖說輯要・諸仙導引圖》。

主治：睡夢中精滑精遺。

具體操作法：以身端坐，挺起兩腳，互相搓摩腳心令發熱。復調息運氣，存想內氣由丹田傳至腳心（湧泉穴），左右各三十口。

配合煉功，可服「固精丸」。

藥方組成：知母（炒），黃柏，各一兩；牡蠣（煅製），龍骨（煅製），芡實，蓮蕊，茯苓，遠志，山茱萸，各二兩。以上九味研製成末，煉蜜為丸，朱砂為衣。每次服五十丸，空腹，淡鹽水下。

詩曰：復姤抽添宜謹慎，屯蒙沐浴要攻專。若能識得生身處，十月胎完出世仙。

李樓蟾固精法

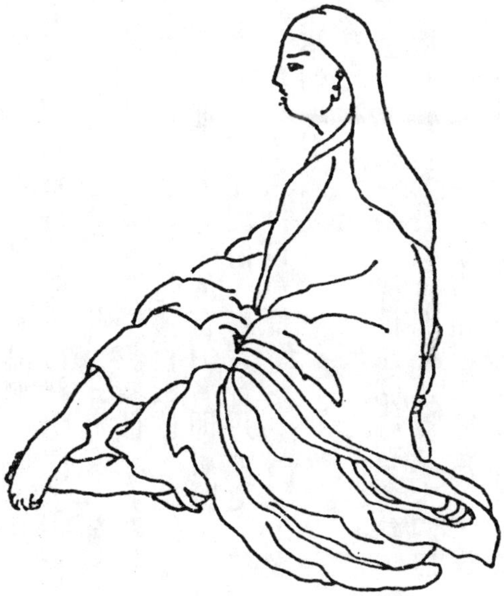

薛道光（一〇七八～一一九一），宋代內丹家。字太源。閬州（今四川閬中縣）人。他本係僧人，法號紫。《歷世真仙體道通鑒》卷四十九說他於雲遊長安，留開福寺習禪觀佛法。「因桔槔頓有省悟，有頌曰：軋軋相從聲發時，不從他得豁然然。桔槔說盡無生曲，井里泥蛇舞枯枝。二老然之。自彌頓悟無上圓明真實法要，機鋒迅捷，宗說兼通」。宋徽宗崇寧五年（一一〇六）適遇石泰，「年八十五矣。髮綠朱顏，神宇非凡，夜事縫紉。紫賢心因異之，偶舉張平叔詩曲。石矍然曰：識斯人乎！吾師也。備言紫陽傳道之由。紫賢乃稽首皈依，請因受業。卒受還丹傳授口訣真要。且戒令往通邑大都，依有力者即可圖之。紫賢遂來京師。」從此薛道光棄僧從道，和光混俗，修習金丹大道。道成，以丹法傳陳楠，為南宗第三祖。著有《還丹復命篇》、《丹髓歌》行世。此法載《內外功圖說輯要・諸仙導引圖》。

主治：賢虛精虧，固養元精。

具體操作法：以身端坐，先用右手掌搓擦左腳心至發熱，調息運氣二十四口。復以左手掌搓擦右腳心至發熱，調息運氣二十四口。

配合煉功，可服「龜鹿二仙膏」。藥方組成：鹿角，十斤；龜板五斤；枸杞子，三十兩；人參，十五兩。以上四味，用壇如法熬膏，以酒化，每次服二錢至四錢，空腹下。

詩曰：誰信男兒卻有胎，分明臍下產嬰兒。四肢五臟筋骸就，白日飛升到碧台。

薛道光摩踵法

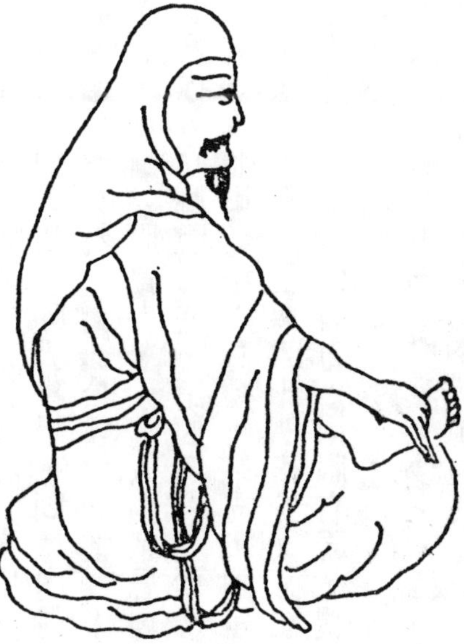

葛仙翁，即三國方士葛玄（一六四～二四四）。字孝先。丹陽句容（今屬江蘇）人。為東晉著名煉丹家、醫學家葛洪的從祖父。曾從左慈學道。受《太清丹經》、《九鼎丹經》、《金液丹經》，精胎息服餌之術，能用符通靈，行諸奇術。主張學仙當先修戎行，方見漸階。道行即立，乃可服食靈藥，導引元氣，咽納太和，呼吸陰陽，固煉內丹，而為地仙，入火不灼，入水不濡。道教尊其為「葛仙公」，又稱「太極左真人」。著有《老子道德經序》、《斷谷服食方》、《入山精思經》傳世。此法為後人托名之作，載《內外功圖說輯要‧諸仙導引圖》。

主治：胸痞悶、呼吸不利。具體操作法：身體正站立，腳呈外八字形，將兩手相叉，向胸前往來擦摩，調息運氣二十四口。又一法：以左手用力向左平舉，右手也用力隨之，頭側向右方，兩眼右視，調息運氣九口。左右互換，操作同前，亦運氣九口。

配合煉功，可服「寬中散」。藥方組成：枳殼（炒），桔梗，茯苓，半夏，陳皮，厚朴，香附，砂仁。以上八味各等分，加薑片，用水煎服。

詩曰：吾人不與世人同，曾向華池施大功　一粒丹成消無劫，雙雙白鶴降天宮。

葛仙翁開胸訣

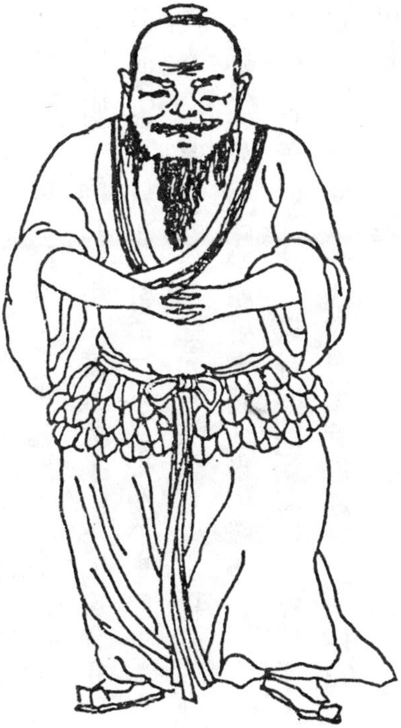

孫不二（一一一九～一一八二），亦稱「孫仙姑」。金代著名女丹家。寧海（今山東牟平）人。法名不二，號清淨散人。本馬丹陽之妻。與丹陽同師王重陽，詣金蓮堂出家。重陽授以天符雲篆秘訣，令其獨自修煉。居洛陽鳳仙姑洞，「煉心環堵，七年之後，三田返復，百竅周流。遂起而東行，遊歷洛陽，勸化接引，度人甚多」（《金蓮正宗記》卷五）。後創全真道清淨派，為北七真之一。至元六年（一二六九）贈「清淨淵真順德真人」。著有《孫不二元君法語》、《孫不二元君傳述丹道秘書》。此法載《內外功圖說輯要・諸仙導引圖》。

主治：赤白痢症。具體操作法：以身向前傾展，直舒雙手，如取物狀，再將右腳翹起，向後屈伸二十四次，復調息運氣二十四口。

配合煉功，可服「真人養臟湯」。

藥方組成：當歸，茯苓，白芍，白朮，各一錢；人參，木香，肉桂，各三分；肉豆蔻，訶子，各六分。以上九味，用水煎服。

詩曰：豎起玄天皂纛旗，消除赤白痢災危。功滿自然居物外，人間寒暑任輪迴。

孫不二姑搖旗形法

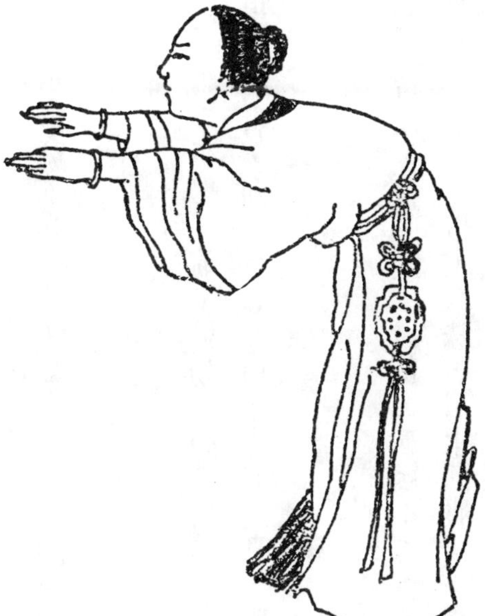

劉希古猛虎施威法

劉希古，古代氣功家。生平事跡不詳。此法載《內外功圖說輯要・諸仙導引圖》。

主治：赤白痢症。

具體操作法：以身站定，兩手平舉，前後扇動，如走馬拍花，腳亦前後、左右進步行功。如患白痢者，向左行氣九口，患赤痢者，向右行氣九口。

配合煉功，可服「白芍藥湯」。

藥方組成：白芍，當歸，黃連，各一錢；大黃，二錢；木香，五分；黃柏，檳榔，各八分；甘草，七分。以上八味，用水煎服。

詩曰：釋迦寂滅非真死，達摩西來亦是仙。但願世人明此理，同超彼岸不須船。

劉希古猛虎施威法

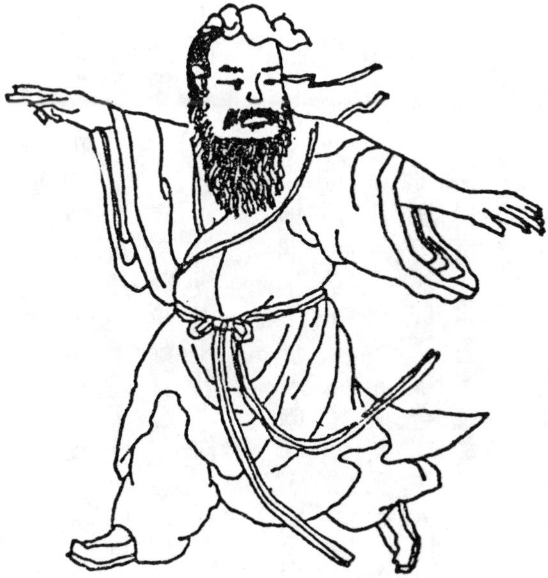

藍采和，民間信仰中的八仙之一。據《續仙傳》卷上載：不知何許人。常衣破藍衫，一腳著靴，一腳跣行。夏則衫內加絮，冬則臥於雪中，氣出如蒸。每行歌於城市，常醉踏歌，機捷諧謔，似狂非狂。歌詞甚多，人莫能測其意。有人與之錢，則以繩穿之拖地行，或散失亦不回顧，或與貧人，或與酒家。「周遊天下，人有為兒童時至及斑白見之，顏狀如故。後踏歌濠梁間，於酒樓乘醉，有雲鶴笙簫聲，忽然輕舉於雲中，擲下靴衫腰帶柏板，冉冉而去。」此法為後人托名之作，載《內外功圖說輯要・諸仙導引圖》。

主治：遍身疼痛。具體操作法：平地端坐，舒展兩腳，兩手握拳平舉，運身向前，調息運氣一口。如此反覆行功，共二十四次。復兩腳合併，低頭彎腰，兩手搬動兩腳尖，調息運氣一口，先後共二十四次。

配合煉功，可服「香砂苓皮飲」。藥方組成：茯苓皮，大腹皮，五加皮，生薑皮，桑白皮，枳殼，砂仁，白朮，木香，蘿蔔子（炒），木通，澤瀉，豬苓。以上十三味各等分，用水煎服。

詩曰：龍虎煉成九轉功，能驅日月走西東。若能火候抽添法，金液還丹滿頂紅。

藍采和烏龍擺角法

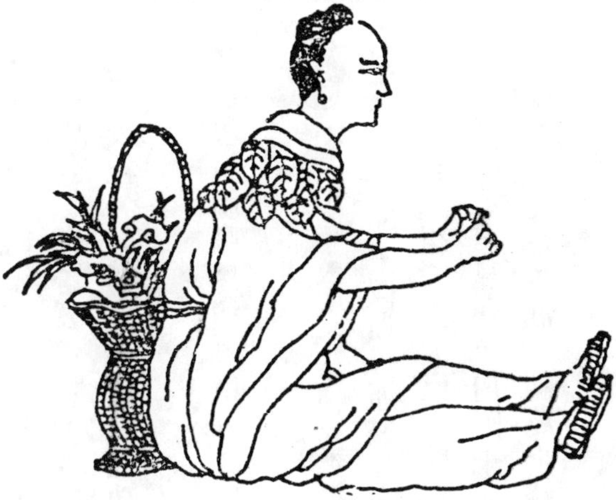

昭靈女，相傳為古代的仙人。《墉城集仙錄》載，她為北元中玄道君李慶賓之女，太保玉郎李靈飛之妹。「以湯時得道，白日升天，受書為東宮昭靈夫人，治方丈台第十三朱館中」。東晉哀帝時，曾多次降真，授楊羲、許玉斧以內修道法。此法係後托名之作。載《內外功圖說輯要・諸仙導引圖》。

主治：因風寒濕邪侵襲肢體經絡而導致腿腳疼痛、痲木、屈伸不利等病症。

具體操作法：兩足立定，靜心調息，左手平舉，五指放鬆舒展，右手按捏手臂肚，運氣二十四口。復右手平舉，左手按捏，運氣二十四口。

配合煉功，可服用「防風天痲散」。藥方組成：天痲，防風，甘草，川芎，羌活，當歸，白芷，滑石，各二兩；草烏頭，白附子，荊芥穗，各五錢。以上諸味，共研製為末。溫酒、化蜜少許，調藥半錢至一錢，為一次服用。服時可感覺藥力運行，微痲為度。

詩曰：性命二字各自別，兩般不是一枝葉。性中別了陰山鬼，修命陽神超生滅。

昭靈女行病法

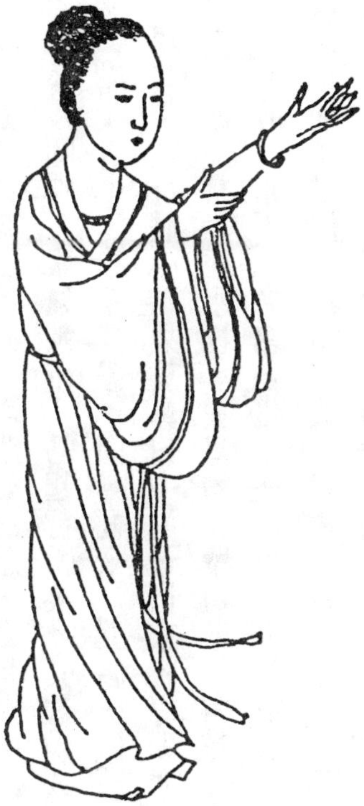

彭祖明目法

彭祖，姓籛名鏗。我國古代導引術的創始人。史載他精飲食之道，善方中補導之術，以養生治身為要。他「常閉氣內息，從旦至中。乃危坐拭目，摩搦身體，舐唇咽唾，服氣數十，乃起行言笑。其體中或疲倦不安，便導引閉氣，以攻所患，心孝其體、面、九竅、五臟、四肢至於毛髮，皆令具至，覺其氣雲行體中，故於鼻口中達十指末，導即體和」，疲乏、疾病一而去。他又常「服水桂、雲母粉、麋角散。常有少容。然性沈重，終不自言有道，亦不作詭惑變化鬼怪之事，窈然無為」，唯以養壽為事。葛洪《神仙傳》說，彭祖至殷末已達七六七歲，而不衰老。民間傳說他壽高八百，成為我國古代長壽仙人的象徵。

後世托名彭祖的功法頗多，如熊經鳥申法、彭祖導引法、彭祖行氣法、彭祖養生治身法、彭祖求子法、彭祖谷仙臥引法、彭祖小接命蒸臍秘方、彭祖明目法、籛鏗觀井法等，多為切實致用的功法。此載《內外功圖說輯要・諸仙導引圖≫。

主治：增強視力，引肺去風，養目明目，治療眼目疾病。

具體操作法：席地而坐，靜心調息，待心平氣和，以兩手反置腰背，互握手臂，伸展左脛，彎曲右膝，壓置左腿上，調息運氣，共五次。然後兩腿平伸，正坐，兩手掌反覆摩擦至熱，微閉兩眼，熱熨兩目，再以手指按拭眼眶上下，共十八次。

配合煉功，可服用「明目地黃丸」。藥方組成：生地（用酒洗），熟地，各四兩；知母（用鹽水炒製），黃柏（用酒炒製），兎絲子（用酒炮製），獨活，各二兩；甘枸杞，川牛膝（用酒洗），沙苑蒺藜，各三兩。上藥九味，共研製成粉末，煉蜂蜜為丸，丸如梧桐子大。每次服食五十餘丸。夏天用淡鹽水下，春天、秋天、冬天用溫酒下。

詩曰：長生不在說多言，便向坎離采汞鉛。煉就大丹三十兩，玉皇天詔定來宣。

彭祖明目法

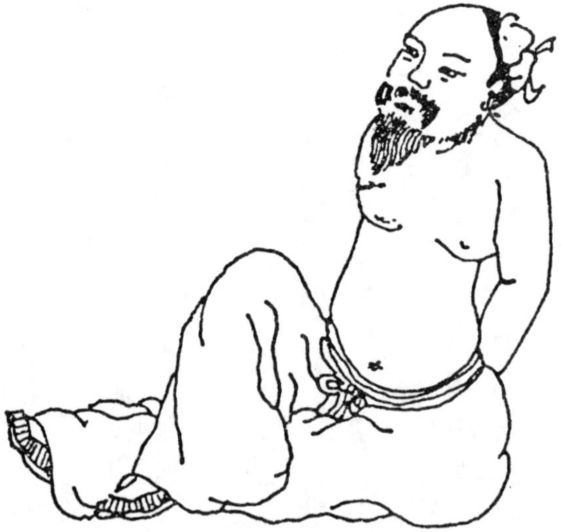

第二章

陳希夷二十四節氣坐功

立春正月節坐功

此為陳希夷二十四節氣坐功第一法。載明高濂《遵生八箋•四時調攝箋》。

主治：風氣積滯，頂痛，耳後痛，肩臑痛，背痛，肘臂痛等諸病。

具體操作法：在農曆正月立春節至雨水節之際，每日子丑時（二十三時～三時），以身平坐，手掌重疊，按置於大腿上，轉身拗頸，左右側視，聳引肩背，各三、五次。叩齒，吐納，漱咽，三次。

立春正月節坐功

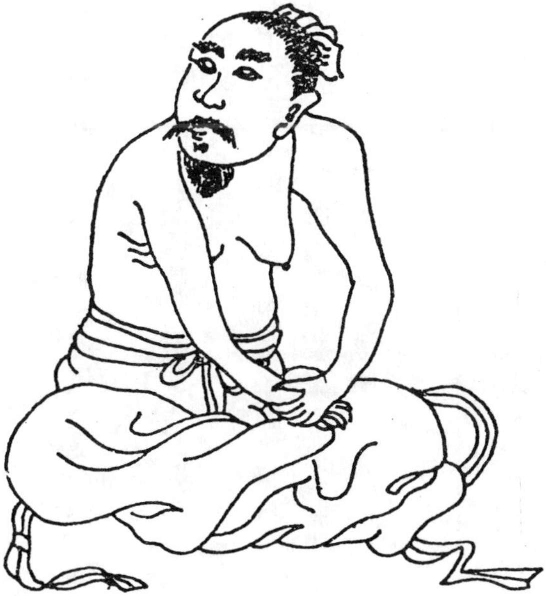

雨水正月中坐功

此為陳希夷二十四節氣坐功第二法。載《遵生八箋・四時調攝箋》。

主治：三焦經絡留滯邪毒，嗌於及腫噦，喉痹，耳聾，汗出，目銳眦痛，頰痛諸症。

具體操作法：在農曆正月雨水節至二月驚蟄之間，每日子丑時（二十三時～三時），以身盤坐，左手掌置于右手腕上，按置腿股上，轉身拗頸，左右側視，各三、五次。叩齒，吐納，漱咽。

雨水正月中坐功

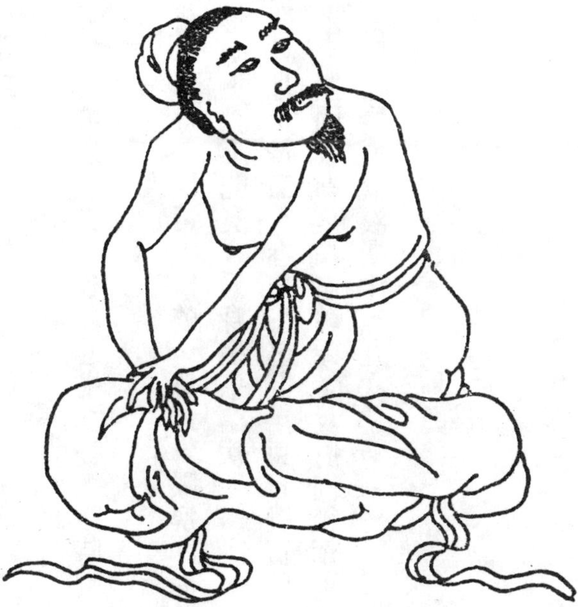

驚蟄二月節坐功

此為陳希夷二十四節氣坐功第三法。載《遵生八箋・四時調攝箋》。

主治：腰膂、肺胃蘊積邪毒，目黃、口乾、鼻衄、喉痹、面腫、暴啞、頭風、牙宣、目暗羞明、鼻不聞臭、遍身疙瘡諸疾。

具體操作法：在農曆二月驚蟄節至春分節之間，每日丑寅時（一時～五時），以身端坐，兩手握固成拳，左右轉頸，反肘向後牽引，五、六次。叩齒三十六次。調息吐納，漱液咽津，九次。

驚蟄二月節坐功

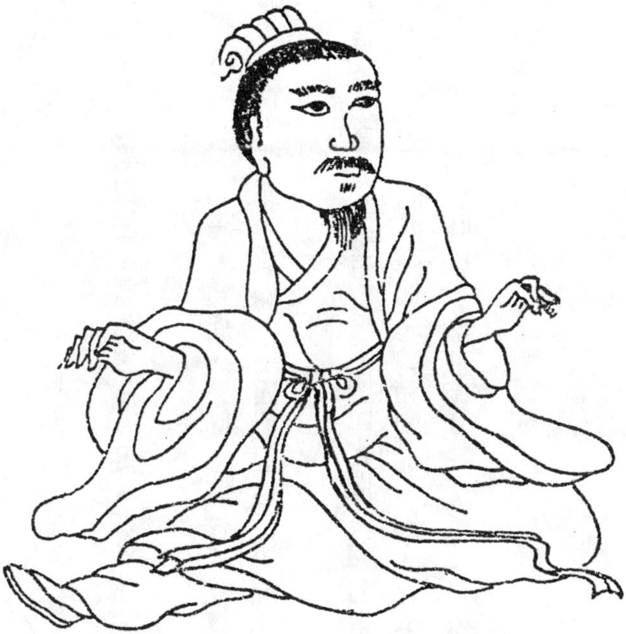

春分二月中坐功

此為陳希夷二十四節氣坐功第四法。載《遵生八箋‧四時調攝箋》。

主治：胸臆肩背、經絡虛勞、邪毒、齒痛、頸腫、寒慄、熱腫、耳聾、耳鳴、耳垢、肩臑、肘臂、背痛，氣滿，皮膚㲉㲉然，堅而不痛、搔癢諸症。

具體操作法：在農曆二月春分節至三月清明節之間，每日丑寅時（一時～五時），以身平坐，手臂向前平伸，轉頸回頭後顧，左右挽引，各六、七次。叩齒三十六次。調息吐納，漱液咽津，九次。

春分二月中坐功

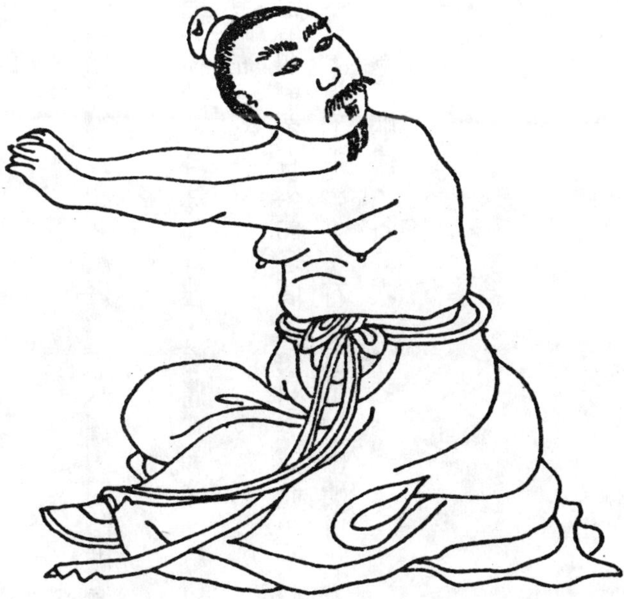

清明三月節坐功

此為陳希夷二十四節氣坐功第五法。載《遵生八箋・四時調攝箋》。

主治：腰腎、腸胃虛邪積滯，耳熱、耳聾、嗌痛、頸痛、難以回頭，肩拔臑折，腰軟及肘臂諸痛。

具體操作法：在農曆清明節至谷雨節之間，每日丑寅時（一時～五時），以身盤坐，舒展腰脊，兩手平舉，左右牽引，如拉硬弓狀，各七、八次。叩齒，納清吐濁，漱液咽津，各九次。

清明三月節坐功

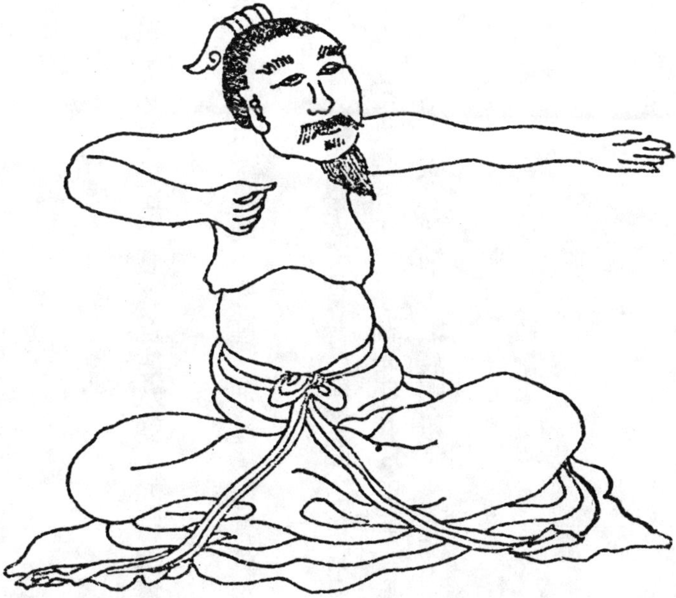

谷雨三月中坐功

此為陳希夷二十四節氣坐功第六法。載《遵生八箋·四時調攝箋》。

主治：脾胃結瘕，淤血，目黃，鼻衄，頰腫，頷腫，肘臂外後臁腫痛，臀外痛，掌心熱諸患。

具體操作法：在農曆三月谷雨節至四月立夏節之間，每日丑寅時（一時～五時），以身盤坐，挺直腰脊，一手高舉平托，一手按摩胸乳，左右互換，各五、七次。叩齒，調息吐納，漱液咽津，各九次。

谷雨三月中坐功

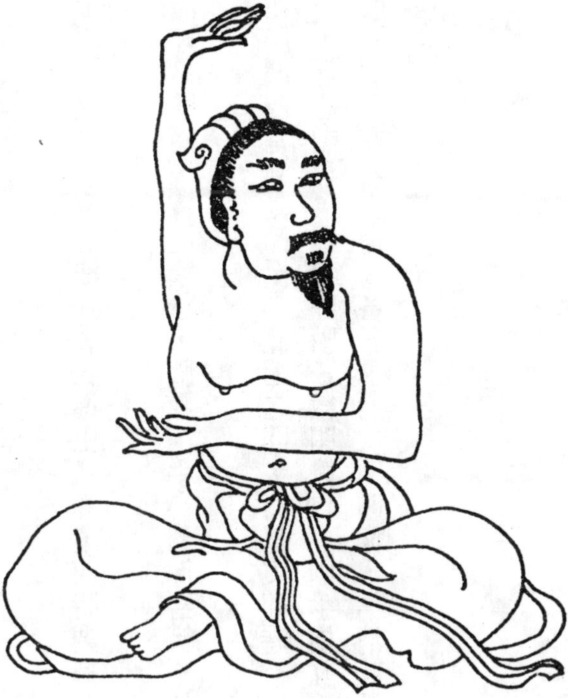

立夏四月節坐功

此為陳希夷二十四節氣坐功第七法。載《遵生八箋・四時調攝箋》。

主治：風濕留滯經絡腫痛，臂肘攣急，腋腫，手心熱，喜笑不休，雜症。

具體操作法：在農曆四月立夏節至小滿節之間，每日寅卯時（三時～七時），以身平坐，靜心調息，緩慢呼吸，微閉雙目，兩手指互相交叉，抱緊膝頭，一收一放，左右交換，各五、七次。叩齒，納清吐濁，漱液咽津，各九次。

立夏四月節坐功

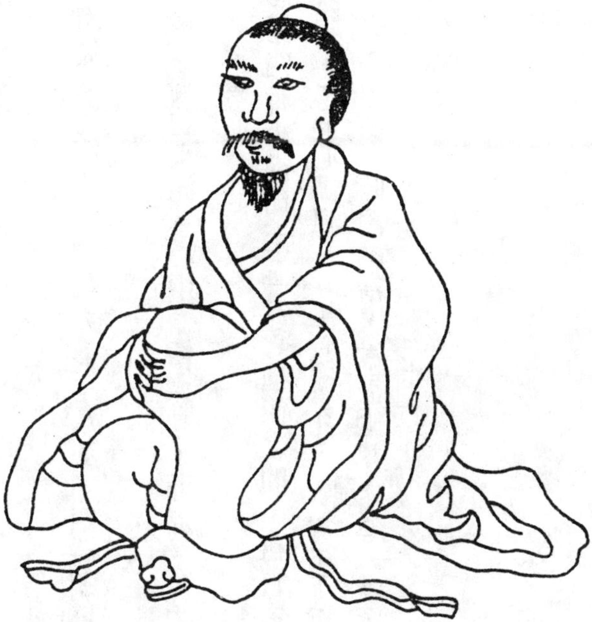

小滿四月中坐功

此為陳希夷二十四節氣坐功第八法。載《遵生八箋・四時調攝箋》。

主治：肺腑蘊滯邪毒，胸肋支滿，心中憺憺大動，面赤、鼻赤、目黃，心煩作痛，掌中熱，諸痛症。

具體操作法：在農曆四月小滿節至五月芒種節之間，每日寅卯時（三時～七時），以身正坐，靜心調息，一手高舉托天，一手下垂拄地，左右互換，各三、五次。叩齒，吐濁納清，漱液咽津，各九次。

小滿四月中坐功

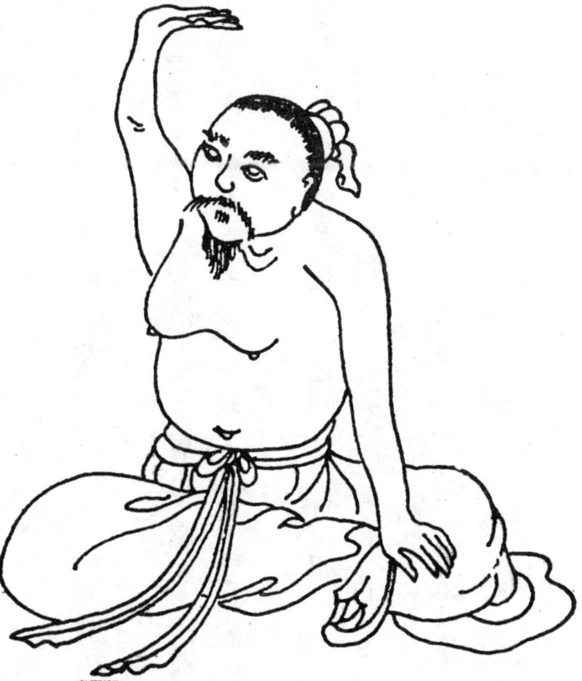

芒種五月節坐功

此為陳希夷二十四節氣坐功第九法。載《遵生八箋・四時調攝箋》。

主治：腰腎蘊積，虛勞、嗌乾，心痛欲飲，目黃、脇痛，消渴，善笑、善驚、善忘，上咳吐、下氣泄，身熱而股痛，心悲，頭項痛，面赤症。

具體操作法：農曆五月芒種節至夏至節之間，每日寅卯時（三時～七時），以身正立，靜心調息，仰身朝天，兩手高舉，用力上托，五、七次。調氣定息，叩齒，吐濁納清，漱液咽津，各九次。

芒種五月節坐功

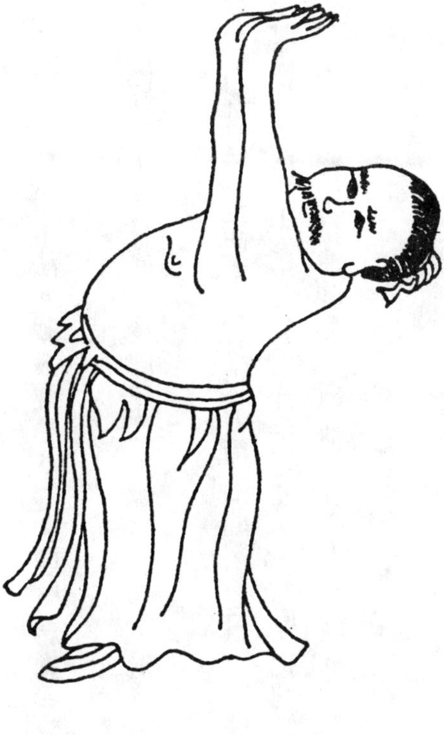

夏至五月中坐功

此為陳希夷二十四節氣坐功第十法。載《遵生八箋・四時調攝箋》。

主治：風濕積滯，腕膝痛，臑臂痛，後臁痛厥，掌中熱痛，兩腎內痛，腰背痛，身體重。

具體操作法：在農曆五月夏至節至六月小暑節之間，每日寅卯時（三時～七時），以身跪坐，兩手十指交叉，伸手屈腳，手指緊扣腳掌，左右換踏，各五、七次。叩齒，納清吐濁，潄液咽津，各九次。

夏至五月中坐功

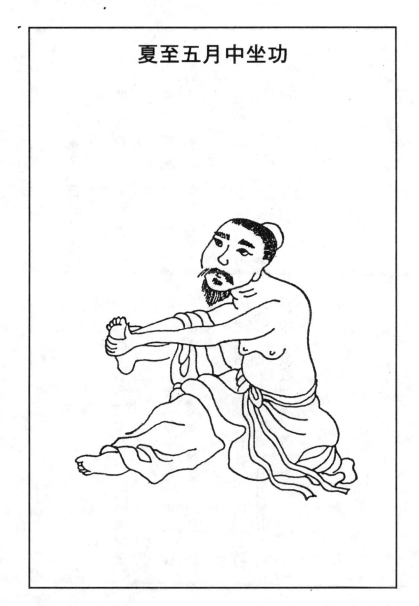

小暑六月節坐功

此為陳希夷二十四節氣坐功第十一法。載《遵生八箋・四時調攝箋》。

主治：腿膝腰髀風濕，肺脹滿，嗌乾，喘咳，缺盆中痛，臍右小腹脹引腹痛，手攣急，身體重，半身不遂，偏風，健忘，哮喘，脫肛，腕無力，喜怒無常。

具體操作法：在農曆六月小暑節至大暑節之間，每日丑寅時（一時～五時），席地而坐，兩手踞地，一足屈壓，一足直伸，用力掣引，左右互換，各三、五次。叩齒，吐濁納清，漱液咽津，各九次。

小暑六月節坐功

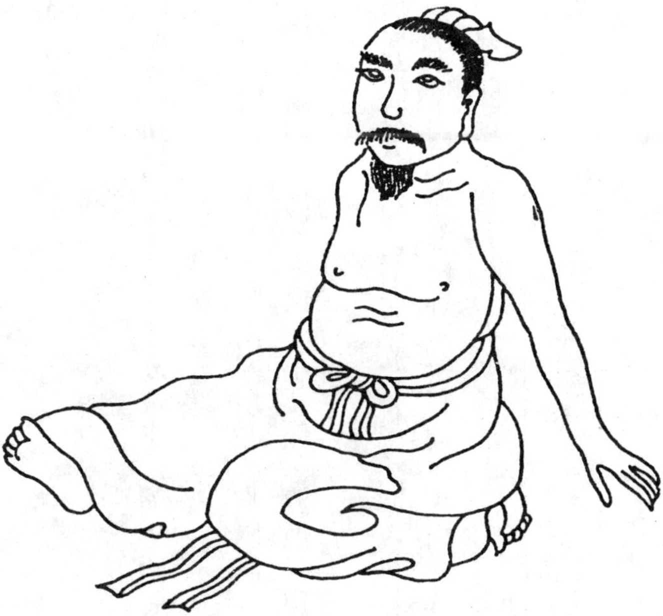

大暑六月中坐功

此為陳希夷二十四節氣坐功第十二法。載《遵生八箋・四時調攝箋》。

主治：頭項胸背風毒，咳嗽、止氣、喘渴、煩心，胸膈滿，臑臂痛，掌中熱，臍上或肩背痛，風寒汗出，中風，小便頻，瀉泄，皮膚痛及健忘、愁悲欲哭、灑淅寒熱症。

具體操作法：在農曆六月大暑節至七月立秋節之間，每日丑寅時（一時～五時），以身平坐，兩手握拳踞地，返首向後顧引，作虎視狀，左右各三、五次。叩齒，吐納，咽液，各九次。

大暑六月中坐功

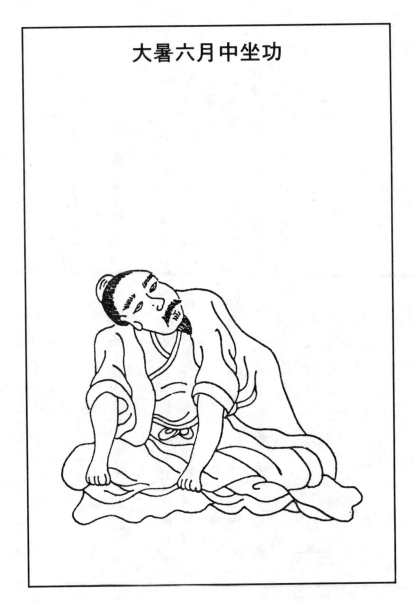

立秋七月節坐功

此為陳希夷二十四節氣坐功第十三法。載《遵生八箋·四時調攝箋》。

主治：補虛益損，去腰腎積氣，口苦，善嘆息，心脇痛，不能反側，面塵體無澤，足外熱，頭痛，頷痛，目銳眦痛，缺盆腫痛，腋下腫，汗出振寒。

具體操作法：在農曆七月立秋節至處暑節之間，每日丑寅時（一時～五時），以身正坐，兩手成掌托地，收縮身體，緩慢呼吸，聳身上踊，共七、八次。齒叩，吐納，咽液，各九次。

立秋七月節坐功

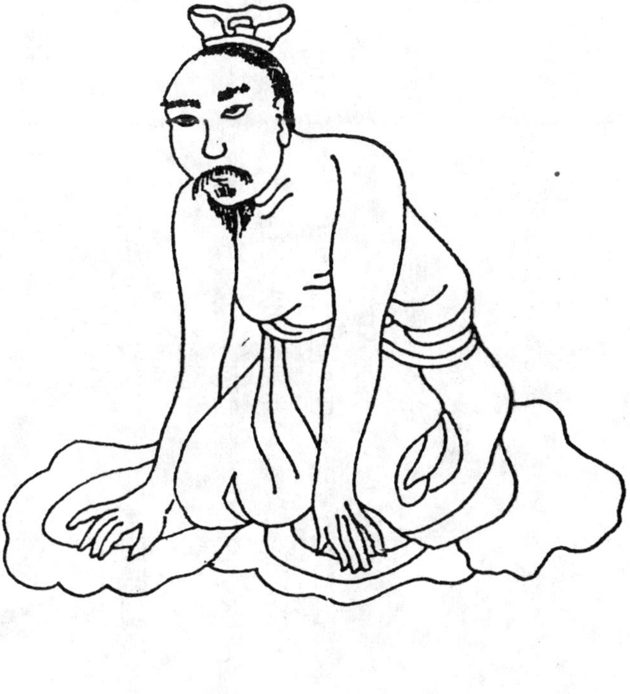

處暑七月中坐功

此為陳希夷二十四節氣坐功第十四法。載《遵生八箋・四時調攝箋》。

主治：風濕留滯，肩背痛、胸痛、脊膂痛，脇肋髀膝經絡、外至脛絕骨外踝前及諸節皆痛，少氣咳嗽，喘渴上氣，胸背脊膂積滯之疾。

具體操作法：在農曆七月處暑節至八月白露節之間，每日丑寅時（一時～五時），以身正坐，轉頭拗頸，左右反顧，反置兩手，握拳槌背，各五、七次。叩齒，吐濁納清，漱液咽津，各九次。

處暑七月中坐功

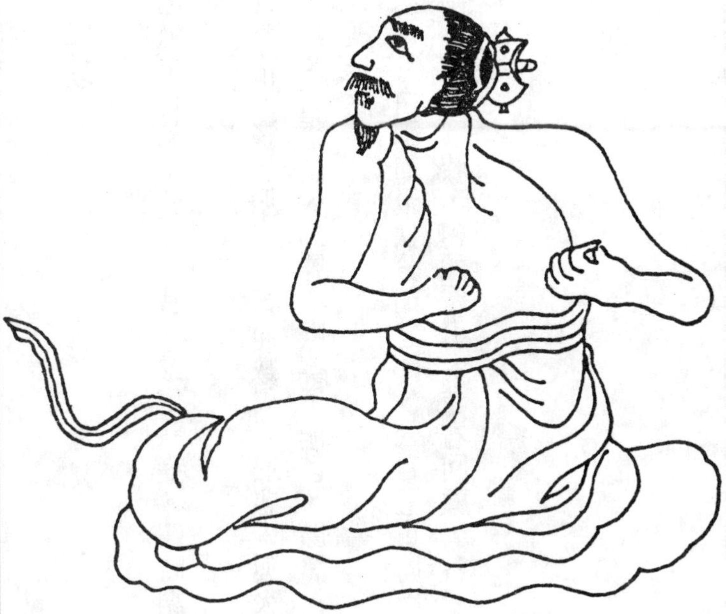

白露八月節坐功

此為陳希夷二十四節氣坐功第十五法。載《遵生八箋・四時調攝箋》。

主治：風氣留滯腰背經絡，灑灑振寒、苦伸數欠。或惡人與火、聞木聲則驚狂、瘧汗出、鼻衄、口歪斜、頸腫、喉痹不能言、顏黑、嘔、呵欠，狂歌上登、欲棄衣裸走症。

具體操作法：在農曆八月白露節至秋分節之間，每日丑寅時（一時～五時），以身正坐，兩手按置腳膝，轉頭牽引，左右回顧，各三、五次。叩齒，吐納，咽液，各九次。

白露八月節坐功

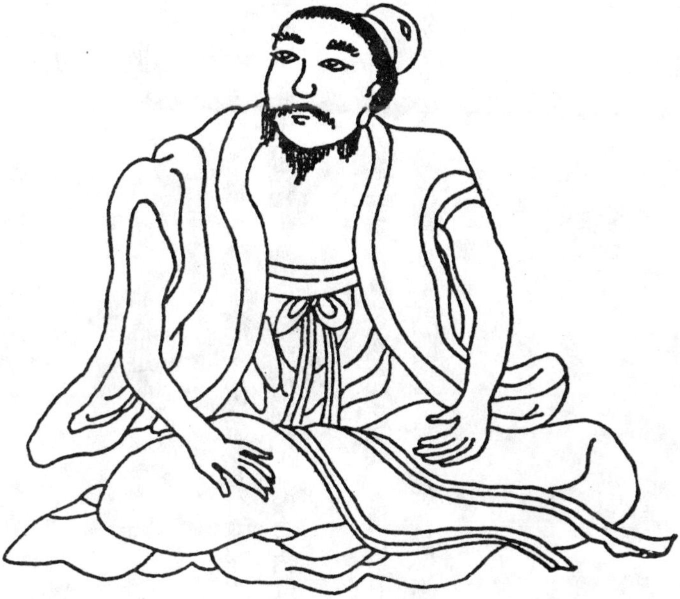

秋分八月中坐功

此為陳希夷二十四節氣坐功第十六法。載《遵生八箋・四時調攝箋》。

主治：風濕積滯脅肋腰股，腹、臍、膝腫痛、伏兔骭外兼足跗諸痛，遺溺，失氣，奔響，腹脹，髀不可轉，膕以結腨似裂，消谷善飲，胃寒喘滿。

具體操作法：在農曆八月秋分節至九月寒露節之間，每日丑寅時（一時～五時），盤足而坐，兩手緊掩雙耳，拗頸後視，左右反側，各三、五次。叩齒，吐納，咽液，各九次。

秋分八月中坐功

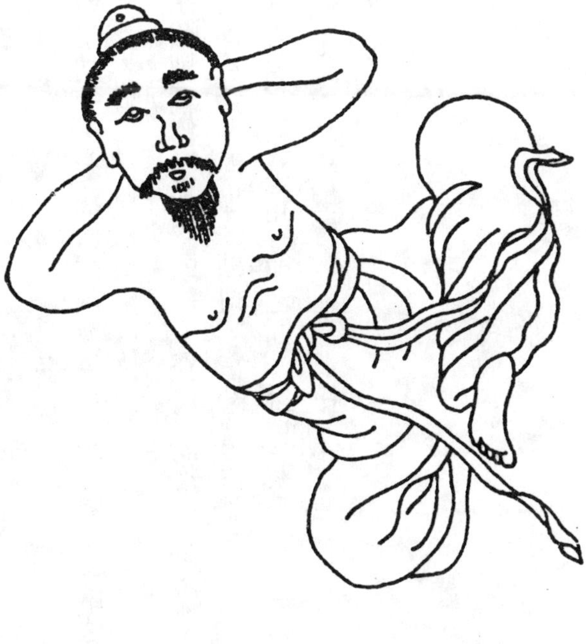

寒露九月節坐功

此為陳希夷二十四節氣坐功第十七法。載《遵生八箋・四時調攝箋》。

主治：諸風寒濕邪，挾脇腋經絡動衝，頭痛、脊痛、腰折，痔瘧、狂顚，頭兩邊痛，頭顖門痛，目黃、淚出、鼽衄，霍亂諸侯。

具體操作法：在農曆九月寒露節至霜降節之間。每日丑寅時（一時～五時），以身正坐，調息定心，高舉雙臂，踊身上托。共三、五次。叩齒，吐納，咽液，各九次。

寒露九月節坐功

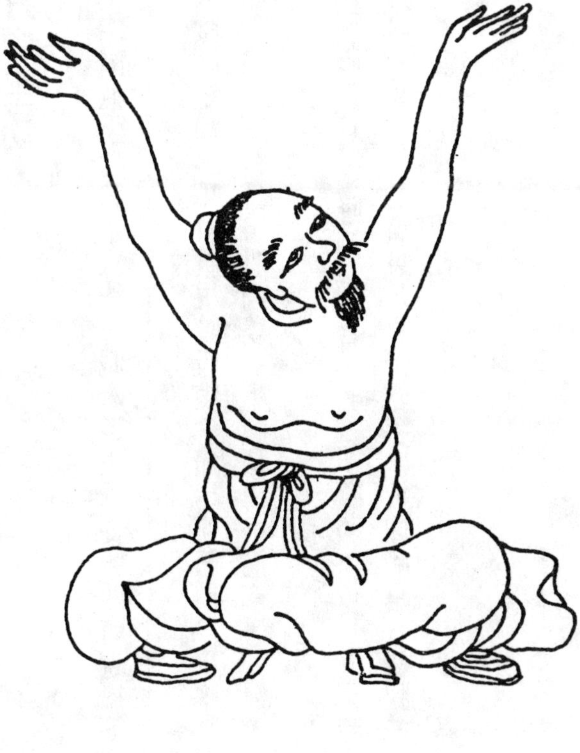

霜降九月中坐功

此為陳希夷二十四節氣坐功第十八法。載《遵生八箋·四時調攝箋》。

主治：風濕痹人腰膕結痛，項背腰尻陰股膝髀痛，便膿血，小腹脹痛，欲小便不得，腨裂痛，臍有蟲，肌肉萎，下腫藏毒，筋寒、腳氣，久痔脫肛。

具體操作法：在農曆九月霜降節至十月立冬節之間，每日丑寅時（一時～五時），以身平坐，靜心調息，直舒兩手，扳住腳掌。雙腿一伸一屈，隨用足間力；縱而復收，共五、七次。叩齒，吐納，咽液，各九次。

霜降九月中坐功

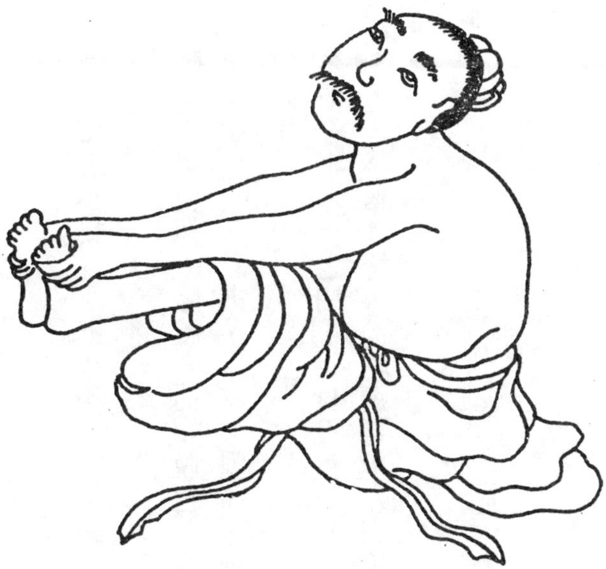

立冬十月節坐功

此為陳希夷二十四節氣坐功第十九法。載《遵生八箋‧四時調攝箋》。

主治：胸脅積滯虛勞邪毒，腰痛不可俛仰，嗌乾，面塵脫色，胸滿、嘔逆、食泄，頭痛，耳無聞，頰腫、肝熱、面青、目赤，腫痛，兩脅下痛引小腹四肢，滿悶，眩昌、目瞳痛。

具體操作法：在農曆十月立冬節至小雪節之間，每日丑寅時（一時～五時），以身平坐，靜心調息，兩手平舉外托，拗轉頭頸，左右後顧，各三、五次。叩齒，吐納，咽液，各九次。

立冬十月節坐功

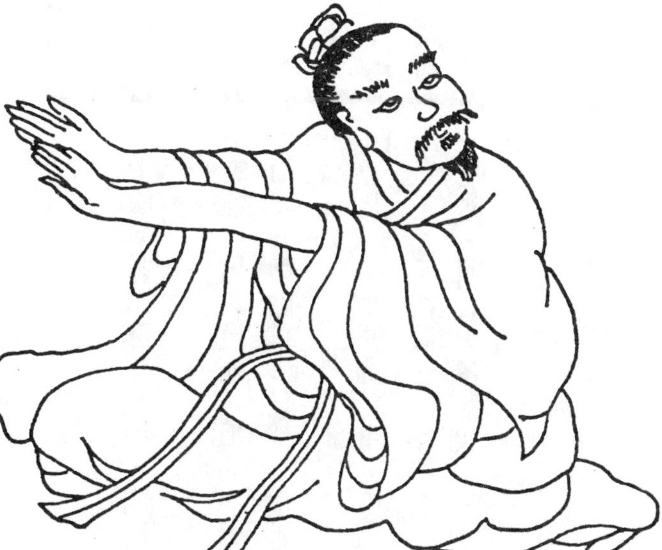

小雪十月中坐功

此為陳希夷二十四節氣坐功第二十法。載《遵生八箋・四時調攝箋》。

主治：脫肘，風濕熱毒，婦人小腹腫，男人㿗疝、狐疝，遺溺，閉癃血，睪腫睪疝，足逆寒胻，善瘈，節時筋轉陰縮，筋攣，洞泄，脅下淤血，善恐，胸中喘，五淋。

具體操作法：在農曆十月小雪節至十一月大雪節之間，每日丑寅時（一時～五時），以身平坐，靜心調息，一手按膝，一手挽肘，左右爭力，互相換作，各三、五次。叩齒，吐納，咽液，各九次。

小雪十月中坐功

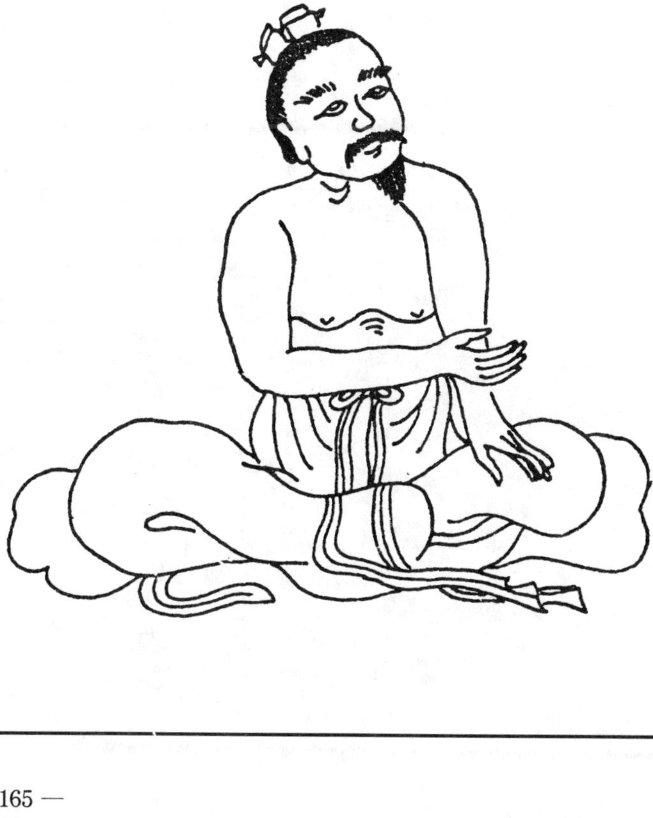

大雪十一月節坐功

此為陳希夷二十四節氣坐功第二十一法。載《遵生八箋‧四時調攝箋》。

主治：腳膝風濕毒氣，口熱、舌乾、咽腫，上氣嗌乾及腫，心煩、心痛，黃疸腸澼，陰下濕，飢不欲食，面如漆，咳唾有血，渴喘，目無見，心懸如飢，多怒、多驚、多怕等症。

具體操作法：以身正立，靜心調息，兩手不舉，用力外托，起步仰膝，左右踏行，各五、七次。叩齒，吐納，咽液，各九次

大雪十一月節坐功

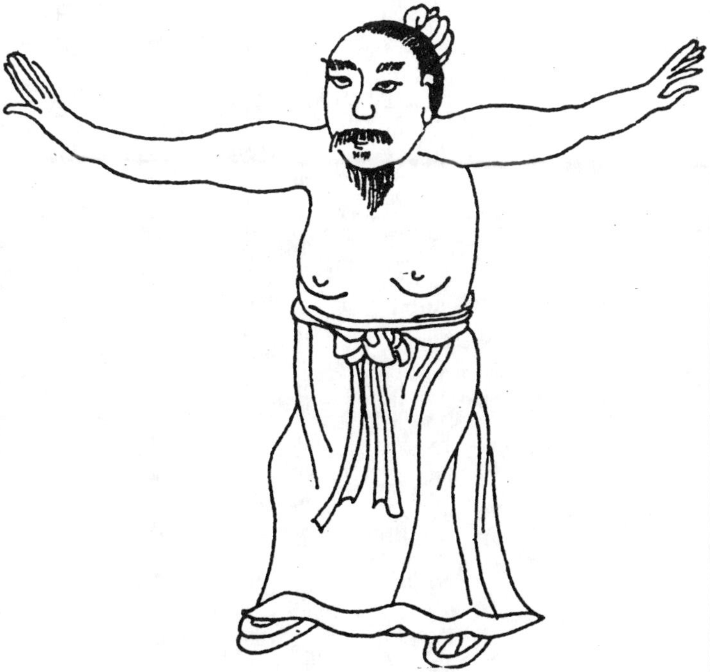

冬至十一月中坐功

此為陳希夷二十四節氣坐功第二十二法。載《遵生八箋・四時調攝箋》。

主治：手足經絡寒濕，脊股內後廉痛，足痿厥，嗜臥，足下熱，臍痛，左脅下背肩髀間痛，腰冷，胸中滿，大小腹痛，大便難，腹大頸腫，咳嗽，臍下氣逆痛，泄下痢，四肢不收。

具體操作法：在農曆十一月冬至節至十二月小寒節之間，每日子丑時（二十三時～三時），以身平坐，靜心調息，兩腿伸展，兩手握拳，按置兩膝，極力運動三、五次。叩齒，吐納，咽液，各九次。

冬至十一月中坐功

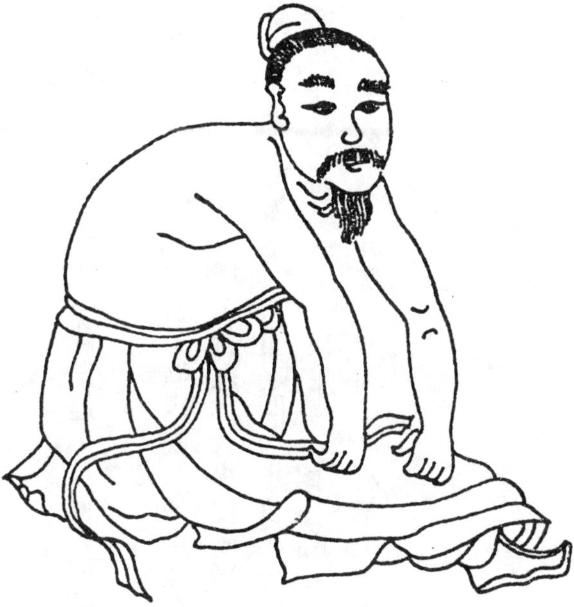

小寒十二月節坐功

此為陳希夷二十四節氣坐功第二十三法。載《遵生八箋·四時調攝箋》。

主治：榮衛氣蘊，食即嘔，胃脘痛，腹脹，噦瘧飲發，中滿食減，善噫，身體背重，食不下，煩心，心下急痛，黃疸，大小便不通。

具體操作法：在農曆十二月小寒節至大寒節之間，每日子丑時（二十三時～三時），以身正坐，靜心調息，一手按足，一手上托，頭部一挽一仰，左右互換，極力而作，各三、五次。叩齒，吐濁納清，漱液咽津，各九次。

小寒十二月節坐功

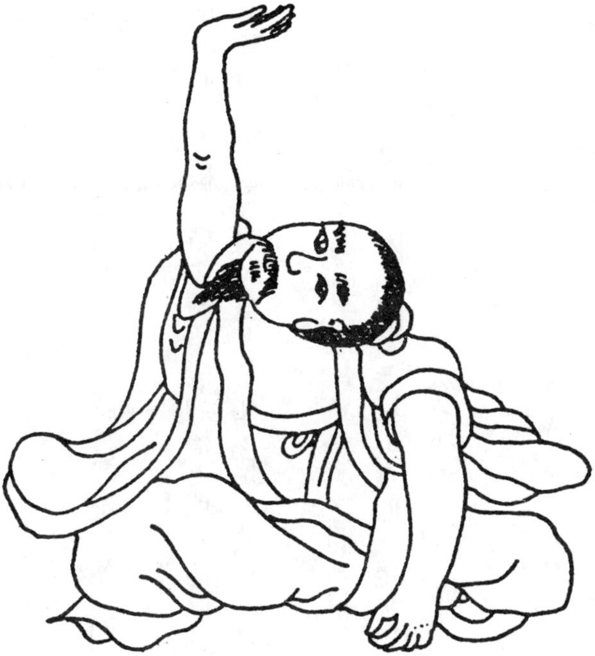

大寒十二月中坐功

此為陳希夷二十四節氣坐功第二十四法。載《遵生八箋・四時調攝箋》。

主治：經絡蘊積諸氣，舌根強痛，體不能動搖，或不能臥仰，立股膝內腫，尻陰臑胻足背痛，腹脹腸鳴，食泄不化，足不收行，九竅不通，足胻腫苦水脹等疾。

具體操作法：在農曆十二月大寒節至正月立春節之間，每日子丑時（二十三時～三時），兩手向後踞床，跪坐一足，直伸一足，用力運動，左右各三、五次。叩齒，吐納，咽液，各九次。

大寒十二月中坐功

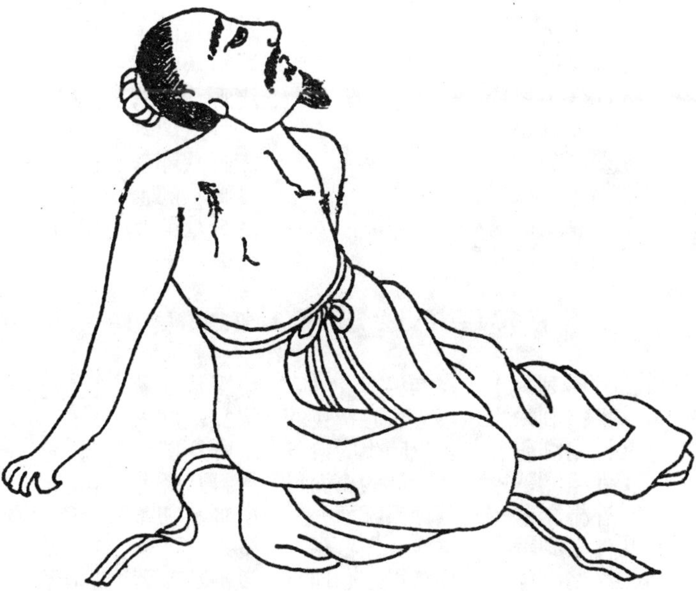

大展出版社有限公司	圖書目錄
地址：台北市北投區11204 致遠一路二段12巷1號 郵撥： 0166955～1	電話：(02) 8236031 8236033 傳眞：(02) 8272069

・法律專欄連載・電腦編號 58

台大法學院 法律學系／策劃
法律服務社／編著

①別讓您的權利睡著了[1]	200元
②別讓您的權利睡著了[2]	200元

・秘傳占卜系列・電腦編號 14

①手相術	淺野八郎著	150元
②人相術	淺野八郎著	150元
③西洋占星術	淺野八郎著	150元
④中國神奇占卜	淺野八郎著	150元
⑤夢判斷	淺野八郎著	150元
⑥前世、來世占卜	淺野八郎著	150元
⑦法國式血型學	淺野八郎著	150元
⑧靈感、符咒學	淺野八郎著	150元

・趣味心理講座・電腦編號 15

①性格測驗1	探索男與女	淺野八郎著	140元
②性格測驗2	透視人心奧秘	淺野八郎著	140元
③性格測驗3	發現陌生的自己	淺野八郎著	140元
④性格測驗4	發現你的真面目	淺野八郎著	140元
⑤性格測驗5	讓你們吃驚	淺野八郎著	140元
⑥性格測驗6	洞穿心理盲點	淺野八郎著	140元
⑦性格測驗7	探索對方心理	淺野八郎著	140元
⑧性格測驗8	由吃認識自己	淺野八郎著	140元
⑨性格測驗9	戀愛知多少	淺野八郎著	140元
⑩性格測驗10	由裝扮瞭解人心	淺野八郎著	140元
⑪性格測驗11	敲開內心玄機	淺野八郎著	140元
⑫性格測驗12	透視你的未來	淺野八郎著	140元
⑬血型與你的一生		淺野八郎著	140元

⑭趣味推理遊戲	淺野八郎著	140元

•婦 幼 天 地• 電腦編號 16

①八萬人減肥成果	黃靜香譯	150元
②三分鐘減肥體操	楊鴻儒譯	130元
③窈窕淑女美髮秘訣	柯素娥譯	130元
④使妳更迷人	成　玉譯	130元
⑤女性的更年期	官舒妍編譯	130元
⑥胎內育兒法	李玉瓊編譯	120元
⑦早產兒袋鼠式護理	唐岱蘭譯	200元
⑧初次懷孕與生產	婦幼天地編譯組	180元
⑨初次育兒12個月	婦幼天地編譯組	180元
⑩斷乳食與幼兒食	婦幼天地編譯組	180元
⑪培養幼兒能力與性向	婦幼天地編譯組	180元
⑫培養幼兒創造力的玩具與遊戲	婦幼天地編譯組	180元
⑬幼兒的症狀與疾病	婦幼天地編譯組	180元
⑭腿部苗條健美法	婦幼天地編譯組	150元
⑮女性腰痛別忽視	婦幼天地編譯組	150元
⑯舒展身心體操術	李玉瓊編譯	130元
⑰三分鐘臉部體操	趙薇妮著	120元
⑱生動的笑容表情術	趙薇妮著	120元
⑲心曠神怡減肥法	川津祐介著	130元
⑳內衣使妳更美麗	陳玄茹譯	130元
㉑瑜伽美姿美容	黃靜香編著	150元
㉒高雅女性裝扮學	陳珮玲譯	180元
㉓蠶糞肌膚美顏法	坂梨秀子著	160元
㉔認識妳的身體	李玉瓊譯	160元

•青 春 天 地• 電腦編號 17

①A血型與星座	柯素娥編譯	120元
②B血型與星座	柯素娥編譯	120元
③O血型與星座	柯素娥編譯	120元
④AB血型與星座	柯素娥編譯	120元
⑤青春期性教室	呂貴嵐編譯	130元
⑥事半功倍讀書法	王毅希編譯	130元
⑦難解數學破題	宋釗宜編譯	130元
⑧速算解題技巧	宋釗宜編譯	130元
⑨小論文寫作秘訣	林顯茂編譯	120元
⑩視力恢復！超速讀術	江錦雲譯	130元

⑪中學生野外遊戲	熊谷康編著	120元
⑫恐怖極短篇	柯素娥編譯	130元
⑬恐怖夜話	小毛驢編譯	130元
⑭恐怖幽默短篇	小毛驢編譯	120元
⑮黑色幽默短篇	小毛驢編譯	120元
⑯靈異怪談	小毛驢編譯	130元
⑰錯覺遊戲	小毛驢編譯	130元
⑱整人遊戲	小毛驢編譯	120元
⑲有趣的超常識	柯素娥編譯	130元
⑳哦！原來如此	林慶旺編譯	130元
㉑趣味競賽100種	劉名揚編譯	120元
㉒數學謎題入門	宋釗宜編譯	150元
㉓數學謎題解析	宋釗宜編譯	150元
㉔透視男女心理	林慶旺編譯	120元
㉕少女情懷的自白	李桂蘭編譯	120元
㉖由兄弟姊妹看命運	李玉瓊編譯	130元
㉗趣味的科學魔術	林慶旺編譯	150元
㉘趣味的心理實驗室	李燕玲編譯	150元
㉙愛與性心理測驗	小毛驢編譯	130元
㉚刑案推理解謎	小毛驢編譯	130元
㉛偵探常識推理	小毛驢編譯	130元
㉜偵探常識解謎	小毛驢編譯	130元
㉝偵探推理遊戲	小毛驢編譯	130元
㉞趣味的超魔術	廖玉山編著	150元
㉟趣味的珍奇發明	柯素娥編著	150元

•健 康 天 地• 電腦編號 18

①壓力的預防與治療	柯素娥編譯	130元
②超科學氣的魔力	柯素娥編譯	130元
③尿療法治病的神奇	中尾良一著	130元
④鐵證如山的尿療法奇蹟	廖玉山譯	120元
⑤一日斷食健康法	葉慈容編譯	120元
⑥胃部強健法	陳炳崑譯	120元
⑦癌症早期檢查法	廖松濤譯	130元
⑧老人痴呆症防止法	柯素娥編譯	130元
⑨松葉汁健康飲料	陳麗芬編譯	130元
⑩揉肚臍健康法	永井秋夫著	150元
⑪過勞死、猝死的預防	卓秀貞編譯	130元
⑫高血壓治療與飲食	藤山順豐著	150元
⑬老人看護指南	柯素娥編譯	150元

⑭美容外科淺談	楊啟宏著	150元
⑮美容外科新境界	楊啟宏著	150元
⑯鹽是天然的醫生	西英司郎著	140元
⑰年輕十歲不是夢	梁瑞麟譯	200元
⑱茶料理治百病	桑野和民著	180元
⑲綠茶治病寶典	桑野和民著	150元
⑳杜仲茶養顏減肥法	西田博著	150元
㉑蜂膠驚人療效	瀨長良三郎著	160元
㉒蜂膠治百病	瀨長良三郎著	元

•實用女性學講座 •電腦編號 19

①解讀女性內心世界	島田一男著	150元
②塑造成熟的女性	島田一男著	150元

•校 園 系 列 •電腦編號 20

①讀書集中術	多湖輝著	150元
②應考的訣竅	多湖輝著	150元
③輕鬆讀書贏得聯考	多湖輝著	150元
④讀書記憶秘訣	多湖輝著	150元

•實用心理學講座 •電腦編號 21

①拆穿欺騙伎倆	多湖輝著	140元
②創造好構想	多湖輝著	140元
③面對面心理術	多湖輝著	140元
④僞裝心理術	多湖輝著	140元
⑤透視人性弱點	多湖輝著	140元
⑥自我表現術	多湖輝著	150元
⑦不可思議的人性心理	多湖輝著	150元
⑧催眠術入門	多湖輝著	150元
⑨責罵部屬的藝術	多湖輝著	150元
⑩精神力	多湖輝著	150元
⑪厚黑說服術	多湖輝著	150元
⑫集中力	多湖輝著	150元

•超現實心理講座 •電腦編號 22

①超意識覺醒法	詹蔚芬編譯	130元
②護摩秘法與人生	劉名揚編譯	130元

③秘法！超級仙術入門	陸　明譯	150元
④給地球人的訊息	柯素娥編著	150元
⑤密教的神通力	劉名揚編著	130元
⑥神秘奇妙的世界	平川陽一著	180元

・養 生 保 健・電腦編號 23

①醫療養生氣功	黃孝寬著	250元
②中國氣功圖譜	余功保著	230元
③少林醫療氣功精粹	井玉蘭著	250元
④龍形實用氣功	吳大才等著	220元
⑤魚戲增視強身氣功	宮　嬰著	220元
⑥嚴新氣功	前新培金著	250元
⑦道家玄牝氣功	張　章著	元
⑧仙家秘傳袪病功	李遠國著	元

・心 靈 雅 集・電腦編號 00

①禪言佛語看人生	松濤弘道著	180元
②禪密教的奧秘	葉逯謙譯	120元
③觀音大法力	田口日勝著	120元
④觀音法力的大功德	田口日勝著	120元
⑤達摩禪106智慧	劉華亭編譯	150元
⑥有趣的佛教研究	葉逯謙編譯	120元
⑦夢的開運法	蕭京凌譯	130元
⑧禪學智慧	柯素娥編譯	130元
⑨女性佛教入門	許俐萍譯	110元
⑩佛像小百科	心靈雅集編譯組	130元
⑪佛教小百科趣談	心靈雅集編譯組	120元
⑫佛教小百科漫談	心靈雅集編譯組	150元
⑬佛教知識小百科	心靈雅集編譯組	150元
⑭佛學名言智慧	松濤弘道著	180元
⑮釋迦名言智慧	松濤弘道著	180元
⑯活人禪	平田精耕著	120元
⑰坐禪入門	柯素娥編譯	120元
⑱現代禪悟	柯素娥編譯	130元
⑲道元禪師語錄	心靈雅集編譯組	130元
⑳佛學經典指南	心靈雅集編譯組	130元
㉑何謂「生」　阿含經	心靈雅集編譯組	150元
㉒一切皆空　般若心經	心靈雅集編譯組	150元
㉓超越迷惘　法句經	心靈雅集編譯組	130元

㉔開拓宇宙觀　華嚴經	心靈雅集編譯組	130元
㉕真實之道　法華經	心靈雅集編譯組	130元
㉖自由自在　涅槃經	心靈雅集編譯組	130元
㉗沈默的教示　維摩經	心靈雅集編譯組	150元
㉘開通心眼　佛語佛戒	心靈雅集編譯組	130元
㉙揭秘寶庫　密教經典	心靈雅集編譯組	130元
㉚坐禪與養生	廖松濤譯	110元
㉛釋尊十戒	柯素娥編譯	120元
㉜佛法與神通	劉欣如編著	120元
㉝悟（正法眼藏的世界）	柯素娥編譯	120元
㉞只管打坐	劉欣如編譯	120元
㉟喬答摩・佛陀傳	劉欣如編著	120元
㊱唐玄奘留學記	劉欣如編譯	120元
㊲佛教的人生觀	劉欣如編譯	110元
㊳無門關（上卷）	心靈雅集編譯組	150元
㊴無門關（下卷）	心靈雅集編譯組	150元
㊵業的思想	劉欣如編著	130元
㊶佛法難學嗎	劉欣如著	140元
㊷佛法實用嗎	劉欣如著	140元
㊸佛法殊勝嗎	劉欣如著	140元
㊹因果報應法則	李常傳編	140元
㊺佛教醫學的奧秘	劉欣如編著	150元
㊻紅塵絕唱	海　若著	130元
㊼佛教生活風情	洪丕謨、姜玉珍著	220元
㊽行住坐臥有佛法	劉欣如著	160元
㊾起心動念是佛法	劉欣如著	160元

・經　營　管　理・電腦編號 01

◎創新經營管理六十六大計（精）	蔡弘文編	780元
①如何獲取生意情報	蘇燕謀譯	110元
②經濟常識問答	蘇燕謀譯	130元
③股票致富68秘訣	簡文祥譯	100元
④台灣商戰風雲錄	陳中雄著	120元
⑤推銷大王秘錄	原一平著	100元
⑥新創意・賺大錢	王家成譯	90元
⑦工廠管理新手法	琪　輝著	120元
⑧奇蹟推銷術	蘇燕謀譯	100元
⑨經營參謀	柯順隆譯	120元
⑩美國實業24小時	柯順隆譯	80元
⑪撼動人心的推銷法	原一平著	120元

⑫高竿經營法	蔡弘文編	120元
⑬如何掌握顧客	柯順隆譯	150元
⑭一等一賺錢策略	蔡弘文編	120元
⑯成功經營妙方	鐘文訓著	120元
⑰一流的管理	蔡弘文編	150元
⑱外國人看中韓經濟	劉華亭譯	150元
⑲企業不良幹部群相	琪輝編著	120元
⑳突破商場人際學	林振輝編著	90元
㉑無中生有術	琪輝編著	140元
㉒如何使女人打開錢包	林振輝編著	100元
㉓操縱上司術	邑井操著	90元
㉔小公司經營策略	王嘉誠著	100元
㉕成功的會議技巧	鐘文訓編譯	100元
㉖新時代老闆學	黃柏松編著	100元
㉗如何創造商場智囊團	林振輝編譯	150元
㉘十分鐘推銷術	林振輝編譯	120元
㉙五分鐘育才	黃柏松編譯	100元
㉚成功商場戰術	陸明編譯	100元
㉛商場談話技巧	劉華亭編譯	120元
㉜企業帝王學	鐘文訓譯	90元
㉝自我經濟學	廖松濤編譯	100元
㉞一流的經營	陶田生編著	120元
㉟女性職員管理術	王昭國編譯	120元
㊱ＩＢＭ的人事管理	鐘文訓編譯	150元
㊲現代電腦常識	王昭國編譯	150元
㊳電腦管理的危機	鐘文訓編譯	120元
㊴如何發揮廣告效果	王昭國編譯	150元
㊵最新管理技巧	王昭國編譯	150元
㊶一流推銷術	廖松濤編譯	120元
㊷包裝與促銷技巧	王昭國編譯	130元
㊸企業王國指揮塔	松下幸之助著	120元
㊹企業精銳兵團	松下幸之助著	120元
㊺企業人事管理	松下幸之助著	100元
㊻華僑經商致富術	廖松濤編譯	130元
㊼豐田式銷售技巧	廖松濤編譯	120元
㊽如何掌握銷售技巧	王昭國編著	130元
㊿洞燭機先的經營	鐘文訓編譯	150元
㊾新世紀的服務業	鐘文訓編譯	100元
53成功的領導者	廖松濤編譯	120元
54女推銷員成功術	李玉瓊編譯	130元
55ＩＢＭ人才培育術	鐘文訓編譯	100元

㊱企業人自我突破法	黃琪輝編著	150元
㊳財富開發術	蔡弘文編著	130元
㊴成功的店舖設計	鐘文訓編著	150元
㊶企管回春法	蔡弘文編著	130元
㊷小企業經營指南	鐘文訓編譯	100元
㊸商場致勝名言	鐘文訓編譯	150元
㊹迎接商業新時代	廖松濤編譯	100元
㊻新手股票投資入門	何朝乾 編	180元
㊼上揚股與下跌股	何朝乾編譯	180元
㊽股票速成學	何朝乾編譯	180元
㊾理財與股票投資策略	黃俊豪編著	180元
㊿黃金投資策略	黃俊豪編著	180元
⑺厚黑管理學	廖松濤編譯	180元
⑺股市致勝格言	呂梅莎編譯	180元
⑺透視西武集團	林谷燁編譯	150元
⑺巡迴行銷術	陳蒼杰譯	150元
⑺推銷的魔術	王嘉誠譯	120元
⑺60秒指導部屬	周蓮芬編譯	150元
⑺精銳女推銷員特訓	李玉瓊編譯	130元
⑻企劃、提案、報告圖表的技巧	鄭 汶 譯	180元
⑻海外不動產投資	許達守編譯	150元
⑻八百件的世界策略	李玉瓊譯	150元
⑻服務業品質管理	吳宜芬譯	180元
⑻零庫存銷售	黃東謙編譯	150元
⑻三分鐘推銷管理	劉名揚編譯	150元
⑻推銷大王奮鬥史	原一平著	150元
⑻豐田汽車的生產管理	林谷燁編譯	150元

•成功寶庫•電腦編號02

①上班族交際術	江森滋著	100元
②拍馬屁訣竅	廖玉山編譯	110元
④聽話的藝術	歐陽輝編譯	110元
⑨求職轉業成功術	陳 義編著	110元
⑩上班族禮儀	廖玉山編著	120元
⑪接近心理學	李玉瓊編著	100元
⑫創造自信的新人生	廖松濤編著	120元
⑭上班族如何出人頭地	廖松濤編著	100元
⑮神奇瞬間瞑想法	廖松濤編譯	100元
⑯人生成功之鑰	楊意苓編著	150元
⑱潛在心理術	多湖輝 著	100元

⑲給企業人的諍言	鐘文訓編著	120元
⑳企業家自律訓練法	陳　義編譯	100元
㉑上班族妖怪學	廖松濤編著	100元
㉒猶太人縱橫世界的奇蹟	孟佑政編著	110元
㉓訪問推銷術	黃静香編著	130元
㉕你是上班族中強者	嚴思圖編著	100元
㉖向失敗挑戰	黃静香編著	100元
㉙機智應對術	李玉瓊編著	130元
㉚成功頓悟100則	蕭京凌編譯	130元
㉛掌握好運100則	蕭京凌編譯	110元
㉜知性幽默	李玉瓊編譯	130元
㉝熟記對方絕招	黃静香編譯	100元
㉞男性成功秘訣	陳蒼杰編譯	130元
㊱業務員成功秘方	李玉瓊編著	120元
㊲察言觀色的技巧	劉華亭編著	130元
㊳一流領導力	施義彥編譯	120元
㊴一流說服力	李玉瓊編著	130元
㊵30秒鐘推銷術	廖松濤編譯	120元
㊶猶太成功商法	周蓮芬編譯	120元
㊷尖端時代行銷策略	陳蒼杰編著	100元
㊸顧客管理學	廖松濤編著	100元
㊹如何使對方說Yes	程　羲編著	150元
㊺如何提高工作效率	劉華亭編著	150元
㊼上班族口才學	楊鴻儒譯	120元
㊽上班族新鮮人須知	程　羲編著	120元
㊾如何左右逢源	程　羲編著	130元
㊿語言的心理戰	多湖輝著	130元
51扣人心弦演說術	劉名揚編著	120元
53如何增進記憶力、集中力	廖松濤譯	130元
55性惡企業管理學	陳蒼杰譯	130元
56自我啟發200招	楊鴻儒編著	150元
57做個傑出女職員	劉名揚編著	130元
58靈活的集團營運術	楊鴻儒編著	120元
60個案研究活用法	楊鴻儒編著	130元
61企業教育訓練遊戲	楊鴻儒編著	120元
62管理者的智慧	程　義編譯	130元
63做個佼佼管理者	馬筱莉編譯	130元
64智慧型說話技巧	沈永嘉編譯	130元
66活用佛學於經營	松濤弘道著	150元
67活用禪學於企業	柯素娥編譯	130元
68詭辯的智慧	沈永嘉編譯	130元

⑲幽默詭辯術	廖玉山編譯	130元
⑳拿破崙智慧箴言	柯素娥編譯	130元
㉑自我培育・超越	蕭京凌編譯	150元
㉒深層心理術	多湖輝著	130元
㉓深層語言術	多湖輝著	130元
㉔時間即一切	沈永嘉編譯	130元
㉕自我脫胎換骨	柯素娥譯	150元
㉖贏在起跑點—人才培育鐵則	楊鴻儒編譯	150元
㉗做一枚活棋	李玉瓊編譯	130元
㉘面試成功戰略	柯素娥編譯	130元
㉙自我介紹與社交禮儀	柯素娥編譯	150元
㉚說NO的技巧	廖玉山編譯	130元
㉛瞬間攻破心防法	廖玉山編譯	120元
㉜改變一生的名言	李玉瓊編譯	130元
㉝性格性向創前程	楊鴻儒編譯	130元
㉞訪問行銷新竅門	廖玉山編譯	150元
㉟無所不達的推銷話術	李玉瓊編譯	150元

・處 世 智 慧・電腦編號 03

①如何改變你自己	陸明編譯	120元
②人性心理陷阱	多湖輝著	90元
④幽默說話術	林振輝編譯	120元
⑤讀書36計	黃柏松編譯	120元
⑥靈感成功術	譚繼山編譯	80元
⑧扭轉一生的五分鐘	黃柏松編譯	100元
⑨知人、知面、知其心	林振輝譯	110元
⑩現代人的詭計	林振輝譯	100元
⑫如何利用你的時間	蘇遠謀譯	80元
⑬口才必勝術	黃柏松編譯	120元
⑭女性的智慧	譚繼山編譯	90元
⑮如何突破孤獨	張文志編譯	80元
⑯人生的體驗	陸明編譯	80元
⑰微笑社交術	張芳明譯	90元
⑱幽默吹牛術	金子登著	90元
⑲攻心說服術	多湖輝著	100元
⑳當機立斷	陸明編譯	70元
㉑勝利者的戰略	宋恩臨編譯	80元
㉒如何交朋友	安紀芳編著	70元
㉓鬥智奇謀（諸葛孔明兵法）	陳炳崑著	70元
㉔慧心良言	亦　奇著	80元

㉕名家慧語	蔡逸鴻主編	90元
㉗稱霸者啟示金言	黃柏松編譯	90元
㉘如何發揮你的潛能	陸明編譯	90元
㉙女人身態語言學	李常傳譯	130元
㉚摸透女人心	張文志譯	90元
㉛現代戀愛秘訣	王家成譯	70元
㉜給女人的悄悄話	妮倩編譯	90元
㉞如何開拓快樂人生	陸明編譯	90元
㉟驚人時間活用法	鐘文訓譯	80元
㊱成功的捷徑	鐘文訓譯	70元
㊲幽默逗笑術	林振輝著	120元
㊳活用血型讀書法	陳炳崑譯	80元
㊴心　燈	葉于模著	100元
㊵當心受騙	林顯茂譯	90元
㊶心・體・命運	蘇燕謀譯	70元
㊷如何使頭腦更敏銳	陸明編譯	70元
㊸宮本武藏五輪書金言錄	宮本武藏著	100元
㊺勇者的智慧	黃柏松編譯	80元
㊼成熟的愛	林振輝譯	120元
㊽現代女性駕馭術	蔡德華著	90元
㊾禁忌遊戲	酒井潔著	90元
52摸透男人心	劉華亭編譯	80元
53如何達成願望	謝世輝著	90元
54創造奇蹟的「想念法」	謝世輝著	90元
55創造成功奇蹟	謝世輝著	90元
56男女幽默趣典	劉華亭譯	90元
57幻想與成功	廖松濤譯	80元
58反派角色的啟示	廖松濤編譯	70元
59現代女性須知	劉華亭編著	75元
61機智說話術	劉華亭編譯	100元
62如何突破內向	姜倩怡編譯	110元
64讀心術入門	王家成編譯	100元
65如何解除內心壓力	林美羽編著	110元
66取信於人的技巧	多湖輝著	110元
67如何培養堅強的自我	林美羽編著	90元
68自我能力的開拓	卓一凡編著	110元
70縱橫交涉術	嚴思圖編著	90元
71如何培養妳的魅力	劉文珊編著	90元
72魅力的力量	姜倩怡編著	90元
73金錢心理學	多湖輝著	100元
74語言的圈套	多湖輝著	110元

⑮個性膽怯者的成功術	廖松濤編譯	100元
⑯人性的光輝	文可式編著	90元
⑱驚人的速讀術	鐘文訓編譯	90元
⑲培養靈敏頭腦秘訣	廖玉山編著	90元
⑳夜晚心理術	鄭秀美編譯	80元
㉛如何做個成熟的女性	李玉瓊編著	80元
㉜現代女性成功術	劉文珊編著	90元
㉝成功說話技巧	梁惠珠編譯	100元
㉞人生的真諦	鐘文訓編譯	100元
㉟妳是人見人愛的女孩	廖松濤編著	120元
㊲指尖・頭腦體操	蕭京凌編譯	90元
㊳電話應對禮儀	蕭京凌編著	90元
㊴自我表現的威力	廖松濤編譯	100元
㊵名人名語啟示錄	喬家楓編著	100元
㊶男與女的哲思	程鐘梅編譯	110元
㊷靈思慧語	牧　風著	110元
㊸心靈夜語	牧　風著	100元
㊹激盪腦力訓練	廖松濤編譯	100元
㊺三分鐘頭腦活性法	廖玉山編譯	110元
㊻星期一的智慧	廖玉山編譯	100元
㊼溝通說服術	賴文琇編譯	100元
㊽超速讀超記憶法	廖松濤編譯	120元

•健康與美容•電腦編號 04

①B型肝炎預防與治療	曾慧琪譯	130元
③媚酒傳（中國王朝秘酒）	陸明主編	120元
④藥酒與健康果菜汁	成玉主編	150元
⑤中國回春健康術	蔡一藩著	100元
⑥奇蹟的斷食療法	蘇燕謀譯	110元
⑧健美食物法	陳炳崑譯	120元
⑨驚異的漢方療法	唐龍編著	90元
⑩不老強精食	唐龍編著	100元
⑪經脈美容法	月乃桂子著	90元
⑫五分鐘跳繩健身法	蘇明達譯	100元
⑬睡眠健康法	王家成譯	80元
⑭你就是名醫	張芳明譯	90元
⑮如何保護你的眼睛	蘇燕謀譯	70元
⑯自我指壓術	今井義睛著	120元
⑰室內身體鍛鍊法	陳炳崑譯	100元
⑲釋迦長壽健康法	譚繼山譯	90元

⑳腳部按摩健康法	譚繼山譯	120元
㉑自律健康法	蘇明達譯	90元
㉓身心保健座右銘	張仁福著	160元
㉔腦中風家庭看護與運動治療	林振輝譯	100元
㉕秘傳醫學人相術	成玉主編	120元
㉖導引術入門(1)治療慢性病	成玉主編	110元
㉗導引術入門(2)健康・美容	成玉主編	110元
㉘導引術入門(3)身心健康法	成玉主編	110元
㉙妙用靈藥・蘆薈	李常傳譯	90元
㉚萬病回春百科	吳通華著	150元
㉛初次懷孕的10個月	成玉編譯	100元
㉜中國秘傳氣功治百病	陳炳崑編譯	130元
㉞仙人成仙術	陸明編譯	100元
㉟仙人長生不老學	陸明編譯	100元
㊱釋迦秘傳米粒刺激法	鐘文訓譯	120元
㊲痔・治療與預防	陸明編譯	130元
㊳自我防身絕技	陳炳崑編譯	120元
㊴運動不足時疲勞消除法	廖松濤譯	110元
㊵三溫暖健康法	鐘文訓編譯	90元
㊷維他命C新效果	鐘文訓譯	90元
㊸維他命與健康	鐘文訓譯	150元
㊺森林浴—綠的健康法	劉華亭編譯	80元
㊼導引術入門(4)酒浴健康法	成玉主編	90元
㊽導引術入門(5)不老回春法	成玉主編	90元
㊾山白竹（劍竹）健康法	鐘文訓譯	90元
㊿解救你的心臟	鐘文訓編譯	100元
51牙齒保健法	廖玉山譯	90元
52超人氣功法	陸明編譯	110元
53超能力秘密開發法	廖松濤譯	80元
54借力的奇蹟(1)	力拔山著	100元
55借力的奇蹟(2)	力拔山著	100元
56五分鐘小睡健康法	呂添發撰	100元
57禿髮、白髮預防與治療	陳炳崑撰	120元
58吃出健康藥膳	劉大器著	100元
59艾草健康法	張汝明編譯	90元
60一分鐘健康診斷	蕭京凌編譯	90元
61念術入門	黃靜香編譯	90元
62念術健康法	黃靜香編譯	90元
63健身回春法	梁惠珠編譯	100元
64姿勢養生法	黃秀娟編譯	90元
65仙人瞑想法	鐘文訓譯	120元

⑯人蔘的神效	林慶旺譯	100元
⑰奇穴治百病	吳通華著	120元
⑱中國傳統健康法	靳海東著	100元
⑲下半身減肥法	納他夏・史達賓著	110元
⑳使妳的肌膚更亮麗	楊　皓編譯	100元
㉑酵素健康法	楊　皓編譯	120元
㉓腰痛預防與治療	五味雅吉著	100元
㉔如何預防心臟病・腦中風	譚定長等著	100元
㉕少女的生理秘密	蕭京凌譯	120元
㉖頭部按摩與針灸	楊鴻儒譯	100元
㉗雙極療術入門	林聖道著	100元
㉘氣功自療法	梁景蓮著	120元
㉙大蒜健康法	李玉瓊編譯	100元
㊵紅蘿蔔汁斷食療法	李玉瓊譯	120元
㊶健胸美容秘訣	黃靜香譯	100元
㊷鍺奇蹟療效	林宏儒譯	120元
㊸三分鐘健身運動	廖玉山譯	120元
㊹尿療法的奇蹟	廖玉山譯	120元
㊺神奇的聚積療法	廖玉山譯	120元
㊻預防運動傷害伸展體操	楊鴻儒編譯	120元
㊼糖尿病預防與治療	石莉涓譯	150元
㊽五日就能改變你	柯素娥譯	110元
㊾三分鐘氣功健康法	陳美華譯	120元
㊿痛風劇痛消除法	余昇凌譯	120元
91道家氣功術	早島正雄著	130元
92氣功減肥術	早島正雄著	120元
93超能力氣功法	柯素娥譯	130元
94氣的瞑想法	早島正雄著	120元

・家庭／生活・電腦編號05

①單身女郎生活經驗談	廖玉山編著	100元
②血型・人際關係	黃靜編著	120元
③血型・妻子	黃靜編著	110元
④血型・丈夫	廖玉山編譯	130元
⑤血型・升學考試	沈永嘉編譯	120元
⑥血型・臉型・愛情	鐘文訓編譯	120元
⑦現代社交須知	廖松濤編譯	100元
⑧簡易家庭按摩	鐘文訓編譯	150元
⑨圖解家庭看護	廖玉山編譯	120元
⑩生男育女隨心所欲	岡正基編著	120元

⑪家庭急救治療法	鐘文訓編著	100元
⑫新孕婦體操	林曉鐘譯	120元
⑬從食物改變個性	廖玉山編譯	100元
⑭藥草的自然療法	東城百合子著	200元
⑮糙米菜食與健康料理	東城百合子著	180元
⑯現代人的婚姻危機	黃　靜編著	90元
⑰親子遊戲　0歲	林慶旺編譯	100元
⑱親子遊戲　1～2歲	林慶旺編譯	110元
⑲親子遊戲　3歲	林慶旺編譯	100元
⑳女性醫學新知	林曉鐘編譯	130元
㉑媽媽與嬰兒	張汝明編譯	150元
㉒生活智慧百科	黃　靜編譯	100元
㉓手相・健康・你	林曉鐘編譯	120元
㉔菜食與健康	張汝明編譯	110元
㉕家庭素食料理	陳東達著	140元
㉖性能力活用秘法	米開・尼里著	130元
㉗兩性之間	林慶旺編譯	120元
㉘性感經穴健康法	蕭京凌編譯	110元
㉙幼兒推拿健康法	蕭京凌編譯	100元
㉚談中國料理	丁秀山編著	100元
㉛舌技入門	增田豐　著	130元
㉜預防癌症的飲食法	黃静香編譯	150元
㉝性與健康寶典	黃静香編譯	180元
㉞正確避孕法	蕭京凌編譯	130元
㉟吃的更漂亮美容食譜	楊萬里著	120元
㊱圖解交際舞速成	鐘文訓編譯	150元
㊲觀相導引術	沈永嘉譯	130元
㊳初為人母12個月	陳義譯	130元
㊴圖解麻將入門	顧安行編譯	130元
㊵麻將必勝秘訣	石利夫編譯	130元
㊶女性一生與漢方	蕭京凌編譯	100元
㊷家電的使用與修護	鐘文訓編譯	130元
㊸錯誤的家庭醫療法	鐘文訓編譯	100元
㊹簡易防身術	陳慧珍編譯	130元
㊺茶健康法	鐘文訓編譯	130元
㊻雞尾酒大全	劉雪卿譯	180元
㊼生活的藝術	沈永嘉編著	120元
㊽雜草雜果健康法	沈永嘉編著	120元
㊾如何選擇理想妻子	荒谷慈著	110元
㊿如何選擇理想丈夫	荒谷慈著	110元
(51)中國食與性的智慧	根本光人著	150元

㊾開運法話	陳宏男譯	100元
㊿禪語經典<上>	平田精耕著	150元
54禪語經典<下>	平田精耕著	150元
55手掌按摩健康法	鐘文訓譯	150元
56脚底按摩健康法	鐘文訓譯	150元
57仙道運氣健身法	高藤聰一郎著	150元
58健心、健體呼吸法	蕭京凌譯	120元
59自彊術入門	蕭京凌譯	120元
60指技入門	增田豐著	130元
61下半身鍛鍊法	增田豐著	180元
62表象式學舞法	黃靜香編譯	180元
63圖解家庭瑜伽	鐘文訓譯	130元
64食物治療寶典	黃靜香編譯	130元
65智障兒保育入門	楊鴻儒譯	130元
66自閉兒童指導入門	楊鴻儒譯	150元
67乳癌發現與治療	黃靜香譯	130元
68盆栽培養與欣賞	廖啟新編譯	150元
69世界手語入門	蕭京凌編譯	150元
70賽馬必勝法	李錦雀編譯	200元
71中藥健康粥	蕭京凌編譯	120元
72健康食品指南	劉文珊編譯	130元
73健康長壽飲食法	鐘文訓編譯	150元
74夜生活規則	增田豐著	120元
75自製家庭食品	鐘文訓編譯	180元
76仙道帝王招財術	廖玉山譯	130元
77「氣」的蓄財術	劉名揚譯	130元
78佛教健康法入門	劉名揚譯	130元
79男女健康醫學	郭汝蘭譯	150元
80成功的果樹培育法	張煌編譯	130元
81實用家庭菜園	孔翔儀編譯	130元
82氣與中國飲食法	柯素娥編譯	130元
83世界生活趣譚	林其英著	160元
84胎教二八〇天	鄭淑美譯	180元
85酒自己動手釀	柯素娥編著	160元

•命理與預言• 電腦編號 06

①星座算命術	張文志譯	120元
③圖解命運學	陸明編著	100元
④中國秘傳面相術	陳炳崑編著	110元
⑤輪迴法則（生命轉生的秘密）	五島勉著	80元

⑥命名彙典	水雲居士編著	100元
⑦簡明紫微斗術命運學	唐龍編著	130元
⑧住宅風水吉凶判斷法	琪輝編譯	120元
⑨鬼谷算命秘術	鬼谷子著	150元
⑫簡明四柱推命學	李常傳編譯	150元
⑭十二支命相學	王家成譯	80元
⑮啟示錄中的世界末日	蘇燕謀編譯	80元
⑯簡明易占學	黃小娥著	100元
⑰指紋算命學	邱夢蕾譯	90元
⑱樸克牌占卜入門	王家成譯	100元
⑲Ａ血型與十二生肖	鄒雲英編譯	90元
⑳Ｂ血型與十二生肖	鄒雲英編譯	90元
㉑Ｏ血型與十二生肖	鄒雲英編譯	100元
㉒ＡＢ血型與十二生肖	鄒雲英編譯	90元
㉓筆跡占卜學	周子敬著	120元
㉔神秘消失的人類	林達中譯	80元
㉕世界之謎與怪談	陳炳崑譯	80元
㉖符咒術入門	柳玉山人編	100元
㉗神奇的白符咒	柳玉山人編	160元
㉘神奇的紫符咒	柳玉山人編	120元
㉙秘咒魔法開運術	吳慧鈴編譯	180元
㉚中國式面相學入門	蕭京凌編著	90元
㉛改變命運的手相術	鐘文訓編著	120元
㉜黃帝手相占術	鮑黎明著	130元
㉝惡魔的咒法	杜美芳譯	150元
㉞脚相開運術	王瑞禎譯	130元
㉟面相開運術	許麗玲譯	150元
㊱房屋風水與運勢	邱震睿編譯	160元
㊲商店風水與運勢	邱震睿編譯	130元
㊳諸葛流天文遁甲	巫立華譯	150元
㊴聖帝五龍占術	廖玉山譯	180元
㊵萬能神算	張助馨編著	120元
㊶神祕的前世占卜	劉名揚譯	150元
㊷諸葛流奇門遁甲	巫立華譯	150元
㊸諸葛流四柱推命	巫立華譯	180元

•教養特輯•電腦編號 07

①管教子女絕招	多湖輝著	70元
⑤如何教育幼兒	林振輝譯	80元
⑥看圖學英文	陳炳崑編著	90元

⑦關心孩子的眼睛	陸明編	70元
⑧如何生育優秀下一代	邱夢蕾編著	100元
⑨父母如何與子女相處	安紀芳編譯	80元
⑩現代育兒指南	劉華亭編譯	90元
⑫如何培養自立的下一代	黃静香編譯	80元
⑬使用雙手增強腦力	沈永嘉編譯	70元
⑭教養孩子的母親暗示法	多湖輝著	90元
⑮奇蹟教養法	鐘文訓編譯	90元
⑯慈父嚴母的時代	多湖輝著	90元
⑰如何發現問題兒童的才智	林慶旺譯	100元
⑱再見！夜尿症	黃静香編譯	90元
⑲育兒新智慧	黃静編譯	90元
⑳長子培育術	劉華亭編譯	80元
㉑親子運動遊戲	蕭京凌編譯	90元
㉒一分鐘刺激會話法	鐘文訓編著	90元
㉓啟發孩子讀書的興趣	李玉瓊編著	100元
㉔如何使孩子更聰明	黃静編著	100元
㉕３・４歲育兒寶典	黃静香編譯	100元
㉖一對一教育法	林振輝編譯	100元
㉗母親的七大過失	鐘文訓編譯	100元
㉘幼兒才能開發測驗	蕭京凌編譯	100元
㉙教養孩子的智慧之眼	黃静香編譯	100元
㉚如何創造天才兒童	林振輝編譯	90元
㉛如何使孩子數學滿點	林明嬋編著	100元

・消遣特輯・電腦編號08

①小動物飼養秘訣	徐道政譯	120元
②狗的飼養與訓練	張文志譯	100元
③四季釣魚法	釣朋會編	120元
④鴿的飼養與訓練	林振輝譯	120元
⑤金魚飼養法	鐘文訓編譯	130元
⑥熱帶魚飼養法	鐘文訓編譯	180元
⑦有趣的科學（動腦時間）	蘇燕謀譯	70元
⑧妙事多多	金家驊編譯	80元
⑨有趣的性知識	蘇燕謀編譯	100元
⑩圖解攝影技巧	譚繼山編譯	220元
⑪100種小鳥養育法	譚繼山編譯	200元
⑫樸克牌遊戲與贏牌秘訣	林振輝編譯	120元
⑬遊戲與餘興節目	廖松濤編著	100元
⑭樸克牌魔術・算命・遊戲	林振輝編譯	100元

國立中央圖書館出版品預行編目資料

仙家秘傳袪病功／李遠國著；——初版
——臺北市；大展，民84
面；　公分——（養生保健；8）
ISBN 957-557-500-8（平裝）

1.氣功

411.12　　　　84000965

行政院新聞局局版臺陸字第 100122 號核准

北京人民體育出版社授權中文繁體字版

ISBN 957-557-500-8

仙家秘傳袪病功

編著者／李　遠　國
繪圖者／吳　伯　均
發行人／蔡　森　明
出版者／大展出版社有限公司
社　址／台北市北投區（石牌）
致遠一路二段12巷1號
電　話／(02) 8236031・8236033
傳　眞／(02) 8272069
郵政劃撥／0166955－1
登記證／局版臺業字第2171號
承印者／國順圖書印刷公司
裝　訂／嶸興裝訂有限公司
排版者／千賓電腦打字有限公司
電　話／（02）8836052
初　版／1995年（民84年）2月
定　價／160元

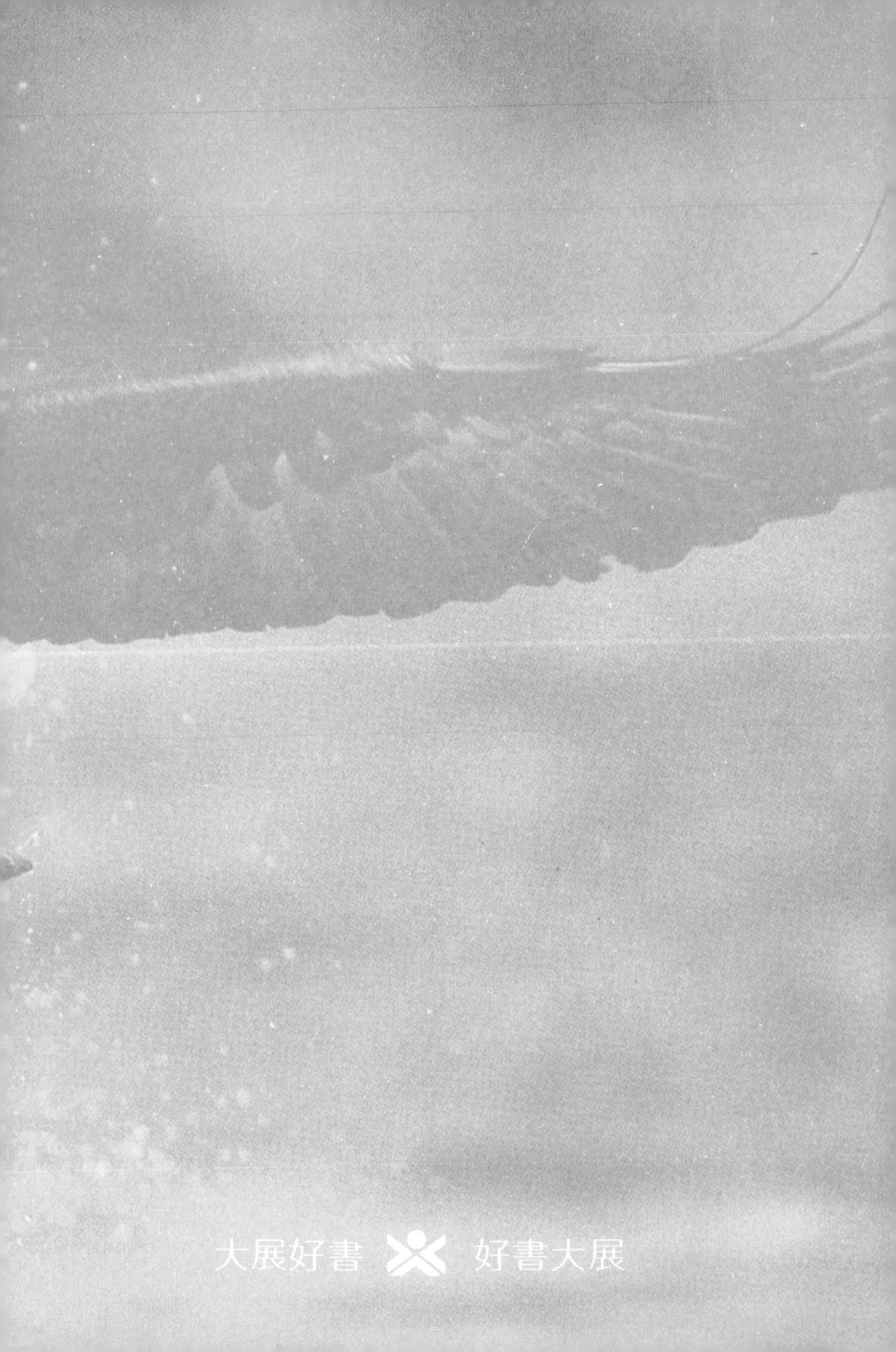
大展好書 好書大展

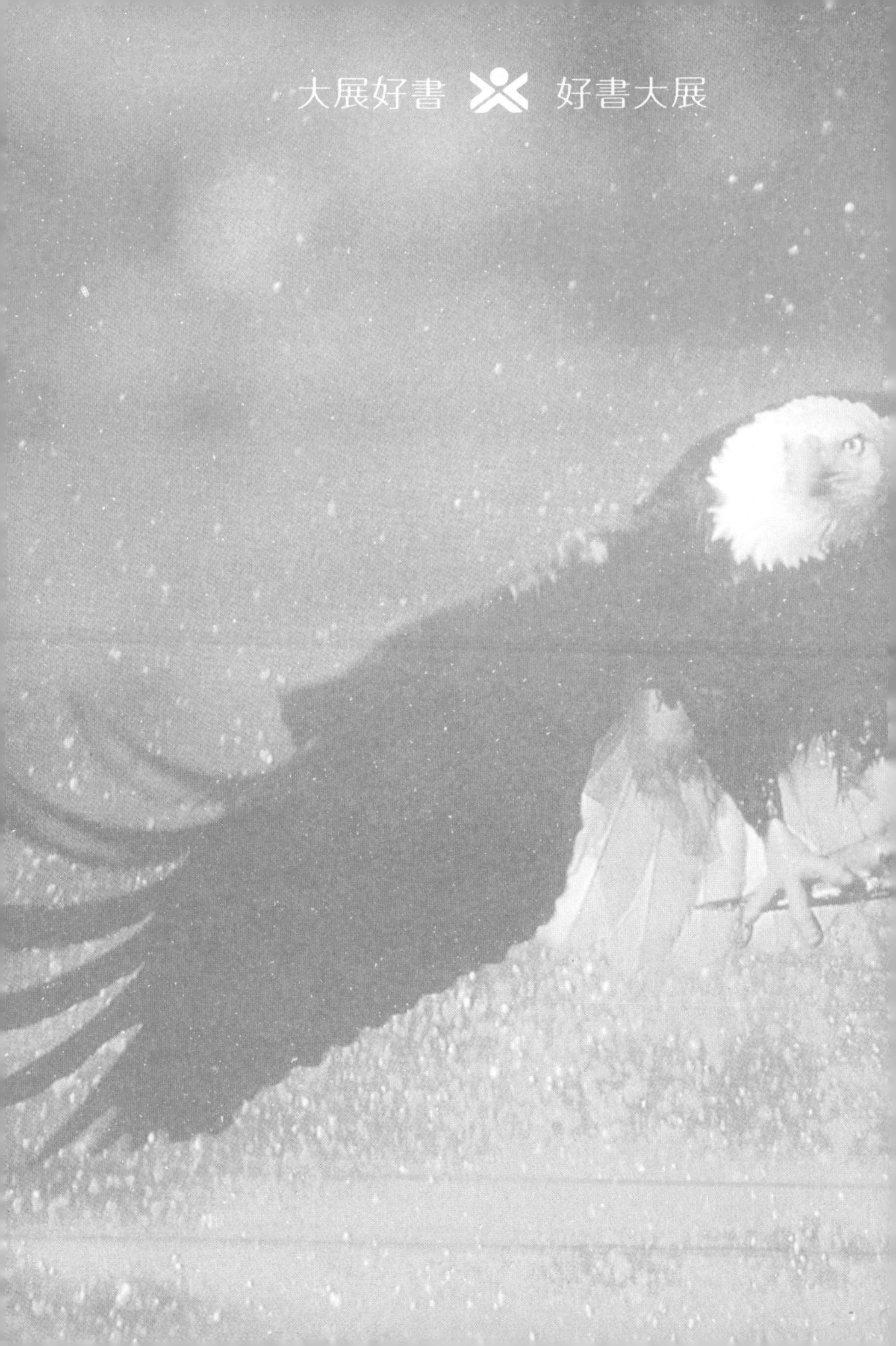
大展好書 好書大展